全球医疗人工智能创新力发展报告

Report on Global Innovation and Development of Artificial Intelligence in Medicine

主编 池 慧 欧阳昭连

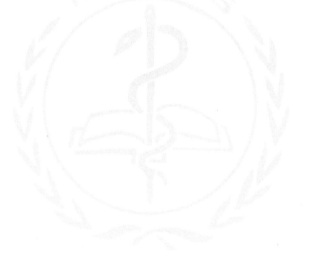

科学出版社

北 京

内 容 简 介

本书对近年来国内外医疗人工智能研发的总体概况进行了回顾,同时介绍了国家战略、规划等顶层设计与布局,开展了对科技投入、论文、专利、临床试验、产品注册、产业数据的挖掘以进行定量分析,力求锁定行业热点及亮点,进一步深入解析全球医疗人工智能发展动态,展示行业发展脉络。

本书可供人工智能、医学、计算机、数据等领域的相关科研人员、行政管理人员、产品研发人员和对此领域感兴趣的医务工作者参考使用。

图书在版编目（CIP）数据

全球医疗人工智能创新力发展报告/池慧,欧阳昭连主编. —北京:科学出版社,2020.3

ISBN 978-7-03-064130-4

Ⅰ.①全⋯ Ⅱ.①池⋯ ②欧⋯ Ⅲ.①人工智能–应用–医疗保健事业–研究报告–世界 Ⅳ.①R199.1-39

中国版本图书馆 CIP 数据核字(2019)第 295357 号

责任编辑：李 悦 / 责任校对：严 娜
责任印制：赵 博 / 封面设计：刘新新

科学出版社 出版
北京东黄城根北街 16 号
邮政编码：100717
http://www.sciencep.com

北京中科印刷有限公司印刷
科学出版社发行 各地新华书店经销
*
2020 年 3 月第 一 版 开本：889×1194 1/16
2025 年 1 月第三次印刷 印张：7
字数：160 000
定价：128.00 元
(如有印装质量问题，我社负责调换)

前　言

随着深度学习算法的发展、大规模并行计算技术的突破及数据可获得性和数据质量的改善，以人工智能为核心的新一轮信息技术革命驱动着全球范围内传统行业转型升级。在医疗领域，人工智能技术可应用于临床辅助诊疗、疾病风险预测、健康管理等众多场景，通过提高诊防治能力和效率，解决各国政府面临的医疗资源总量相对不足或分布不均衡的主要问题。分析医疗人工智能领域的全球竞争态势，客观评价国家创新力，对各国政府制定该领域的创新发展战略至关重要。

中国医学科学院医学信息研究所长期从事医学科技领域的综合性和前瞻性战略研究，持续开展医疗器械领域政策、科技及产业情报研究，《全球医疗人工智能创新力发展报告》是继《中国医疗器械创新力发展报告》和《中国组织工程与再生医学创新力发展报告》之后的系列研究报告之一。

本报告分为五章。第一章介绍部分国家和地区在医疗人工智能领域的战略计划与投入。第二章从基础研究规模及趋势、研究质量和研究热点等角度，揭示领先国家及机构在全球医疗人工智能基础研究中的创新力。第三章从技术开发规模、潜在市场价值成果和高质量成果等角度，揭示领先国家、技术开发机构及主要发明人在全球医疗人工智能技术开发中的创新力。第四章从临床试验注册及适应证等角度，展示领先国家及机构在全球医疗人工智能领域的临床转化情况。第五章梳理部分国家和地区医疗人工智能领域注册审批制度及产品上市情况。

本报告以科技战略及投入为背景，梳理了人工智能应用于医疗领域在模型构建、IT 实现和技术开发、产品及产业化等环节的创新产出，通过国际比较，我们做出以下判断。

在全球范围内，人工智能在医疗领域的应用尚处于早期发展阶段，聚焦于医学图像辅助诊断、医学大数据采集与挖掘、生物标志物与基因检测等技术研究，开始应用于疾病监测与健康管理、疾病诊疗和预测，美国及中国科技创新力引领全球，中国在产品及产业化阶段有所滞后，后续与美国差距或将拉大。

一是近 5 年来，人工智能在医疗领域的应用受到多个国家政府和地区机构的高度重视，美国、中国、印度及欧盟基于战略布局，相继加大研发投入。

二是全球医疗人工智能领域科技创新活跃，中美两国在模型构建、IT 实现和技术开发三个环节引领全球，领先机构为国际知名工科院校和医疗器械行业巨头，但未见中国院校和器械公司跻身全球前列，或将影响其后续产品及产业化发展。

美国在全领域聚焦于模型构建和技术开发，将 IT 实现环节委托给印度；中国在医学图像辅助诊断的模型构建、技术开发和 IT 实现三个环节全面发展，在生物标志物与基因检测方向尚处于模型构建环节，在医学大数据采集与挖掘的模型构建环节较为薄弱，却已有一定技术开发成果。

三是全球医疗人工智能领域产品及产业化日趋活跃，主要应用于疾病监测与健康管理、疾病诊疗和预测。与中美两国在科技创新方面共同引领全球不同，中国在临床转化阶段与美国尚存在较大差距，美国已形成一套较为完整的审批路径且已有多个人工智能医疗器械上市，中国目前尚未有真正意义上的此类产品获得审批上市，但审评审批制度研究和数据库建设工作已展开。

本报告得到了有关部门和领导的关心与支持，由多方人员共同努力完成，在此致谢！期望能为政府及产业界提供决策参考。

《全球医疗人工智能创新力发展报告》编辑委员会

2019 年 12 月 5 日

目　录

摘　　要

深度学习算法的发展、大规模并行计算技术的突破以及大数据的积累是人工智能发展的基础。早在1956年的达特茅斯会议上，科学家们就如何通过机器模拟人类智能展开了探讨，首次提出了人工智能这一概念，但受制于计算机性能及可获取的数据量，进展十分有限。自20世纪80年代Hopfield神经网络和BT训练算法提出之后，人工智能进入第二个发展阶段，但因简单算法无法解决复杂问题，人工智能的实际应用价值受到质疑。20世纪90年代中期，新的数据分析方法开始引入人工智能领域，随后深度学习算法提出，复杂计算得以实现，人工智能进入第三个发展阶段。同一时期，GPU、TPU等新一代芯片及FPGA异构计算服务器等计算机硬件的发展为复杂算法提供了足够的计算能力，数据可获得性和数据质量的改善为复杂算法提供了大量训练数据，以人工智能为核心的新一轮信息技术革命驱动着全球范围内传统行业转型升级。

在医疗领域，人工智能技术可应用于临床辅助诊疗、疾病风险预测、健康管理等众多场景，通过提高诊防治能力和效率，解决各国政府面临的医疗资源总量相对不足或分布不均衡的主要问题。分析医疗人工智能领域的全球竞争态势，客观评价国家创新力，对于各国政府制定该领域的创新发展战略至关重要。

本报告以科技战略及投入为背景，梳理了医疗人工智能领域在基础研究、技术开发和产品及产业化等环节的创新产出，通过国际比较，我们做出以下判断。

全球范围内，人工智能在医疗领域的应用尚处于早期发展阶段，聚焦于医学图像辅助诊断、医学大数据采集与挖掘、生物标志物与基因检测等技术研究，开始应用于疾病监测与健康管理、疾病诊疗与预测，美国及中国科技创新力引领全球，中国在产品及产业化阶段有所滞后，后续与美国差距或将拉大。

一是人工智能在医疗领域的应用有助于满足人民日益增长的卫生与健康需求，存在巨大市场空间，受到多个国家政府和地区机构的重视，各国布局快速展开，投入不断增加。

美国将人工智能发展提升至国家战略高度，发布了《为未来人工智能做好准备》、《人工智能、自动化及经济》等一系列战略计划。政府资助医疗人工智能研究较早，仅美国国立卫生研究院相关科研投入就超过21亿美元，且在近5年投入呈现大幅提高趋势，项目研究方向主要集中在癌症、医学数据处理与信息化、精神疾病和行为科学，以及神经性疾病与脑病等领域，资助对象以高等院校为主。

中国近5年在国家层面对人工智能发展展开了全面布局，陆续发布了《新一代人工智能发展规划》等重要规划文件，以满足临床需求为导向，通过国家重点研发计划、国家自然科学基金、国家社会科学基金、国家科技重大专项、科技创新2030重大项目等多个途径对医疗人工智能领域予以资助，主要资助方向包括诊疗仪器开发、精准治疗、疾病的信息化管理、辅助新药开发、法律法规与伦理学等。

印度的人工智能国家布局较晚，政府寄希望于通过基础设施建设与产业合作发展人工智能技术解决本国医疗资源不足、不均衡等问题，提高诊疗服务质量和可及性，并推动经济发展。国家财政预算中已明确提出将对人工智能研究予以资助。

欧盟委员会对人工智能发展的关注点在于技术变革将给社会带来的影响，制定的战略规划重点在于应对新问题和挑战，高度重视人工智能技术涉及的数据安全、个人隐私保护和伦理学等问题。欧盟"地平线2020"计划（Horizon 2020）已设立人工智能资助项目，投入2000万欧元用于人工智能平台建设。

二是全球医疗人工智能领域基础研究活跃。中美两国引领全球，领先机构为国际知名工科院校，中国科学院基于规模优势跻身全球第三位。在热点研究方向中，重大疾病的诊断预测尚处模型构建阶段，医学图像和医学大数据两个方向发展相对成熟，美国聚焦于模型构建，将IT实现委托给印度；中国在医学图像方向实现了模型构建和IT实现两方面并进，但在医学大数据方向的模型构建相对薄弱。

全球医疗人工智能领域基础研究活跃，超过七成成果出现于近10年。美中两国研究规模引领全球且持续快速发展，印度紧随其后，其他国家相比之下规模尚小。全球论文中，平均每3篇中有1篇为美国机构参与发表，平均每6篇中有1篇为中国机构参与发表，平均每11篇中有1篇为印度机构参与发表，全球前10位国家中其余7个国家的论文数量总和仅相当于美国一个国家的论文数量。

全球医疗人工智能领域顶尖成果呈快速增长态势。美国基础研究成果平均质量最高且顶尖成果数量最多，中国虽质量普遍不高但顶尖成果数量仅少于美国，印度则质量普遍更低且顶尖成果少。平均质量方面，美国每篇论文平均被引用14.4次，位居全球首位，中国和印度分别为6.3次和3.5次。顶尖成果方面，平均每2篇高被引论文有1篇为美国参与发表，平均每5篇有1篇为中国参与发表，平均每13篇有1篇为印度参与发表。

全球医疗人工智能领域基础研究领先机构主要为知名工科院校/研究所，美国机构领先优势明显。全球医疗人工智能领域论文数量排名全球前10位的机构分别是加利福尼亚大学（简称加州大学）、哈佛大学、中国科学院、得克萨斯大学、伦敦大学、法国国家科研中心、美国国立卫生研究院、斯坦福大学、法国国家健康与医学研究院和印度理工学院，论文数量均超过350篇。美国医疗人工智能领域研究机构基础研究规模大、质量高，且顶尖研究成果多，美国研究规模排名前 10 位的机构全部进入全球前 15 位；中国开展医疗人工智能领域研究的机构数量众多、成果分散，中国科学院基于规模优势跻身全球第三位，但无任何机构在研究质量方面跻身全球前列；印度机构基础研究规模小且质量较低，研究规模排国内首位的印度理工学院排名全球第 10 位，但顶尖成果缺乏。

全球医疗人工智能领域基础研究集中在医学图像处理、医学大数据的采集与挖掘、基于基因和生物标志物的癌症及其他重大疾病预测、认知障碍的早期诊断与预测 4 个方向，其中后两个方向尚处于模型构建阶段。在发展相对成熟的"医学图像处理"和"医学大数据的采集与挖掘"两个方向上，美国主要开展模型构建研究，印度与其形成互补在 IT 实现方面产出较多，这可能与其长期承接美国的 IT 外包服务有关；中国得益于中低端大型影像产品的国产替代，在"医学图像处理"方向实现了模型构建和 IT 实现两方面并进，但可能受制于健康医疗信息登记系统建设相对滞后，在"医学大数据的采集与挖掘"方向模型构建相对薄弱。

三是全球医疗人工智能领域技术开发活跃，中美两国引领全球，是主要的技术发源地和目标市场，领先机构为飞利浦公司、西门子公司和通用电气公司三大国际医疗器械行业巨头。技术开发主要集中于医学图像辅助诊断技术、医疗大数据采集与挖掘技术、生物标志物与基因检测技术、疾病监测与健康管理信息技术、药械等疾病治疗技术 5 个方向。美国技术开发覆盖 5 个方向，中国在"生物标志物与基因检测技术"方向未见技术开发成果。

全球医疗人工智能领域技术开发活跃，已积累了一定规模的潜在市场价值成果和高质量成果，技术创新能力持续提升。医疗人工智能领域同族专利①申请中绝大多数为发明专利申请，且有超过三成获得授权；三方专利申请占该领域专利申请量的 5.0%。

中美两国是全球医疗人工智能领域的主要技术发源地。中国技术开发规模最大且增速最快，但专利申请以国内为主，国际化程度相对较低；美国在医疗人工智能领域的专利全球布局广，技术开发的市场价值和技术含量均比中国高。印度虽在基础研究方面有一定积累，但技术开发水平较低，远不及中美。全球医疗人工智能领域平均每 3 组专利申请中有 1 组来自中国机构，平均每 5 组申请中有 1 组来自美国机构。全球该领域平均每授权 5 组发明专利中就有 1 组授权给中国，每授权 4 组就有 1 组授权给美国；中国专利权人获得的发明专利授权主要来自本国知识产权局，极少来自美国专利及商标局。

---

① 同族专利是指具有共同优先权的在不同国家或国际专利组织多次申请、多次公布或批准的内容相同或基本相同的一组专利文献。

　　中美两国是全球医疗人工智能领域最受关注的两大目标市场。中国市场以本国专利权人为主，仅两成为国外专利权人；美国市场以本国专利权人为主，近四成为国外专利权人。全球医疗人工智能领域平均每 3 件专利申请中有 1 件布局在中国，平均每 5 件有 1 件布局在美国；全球该领域平均每 5 件发明专利授权中有 1 件来自中国国家知识产权局，平均每 3 件中有 1 件来自美国专利及商标局。

　　全球医疗人工智能领域技术开发主要集中在医学图像辅助诊断技术、医疗大数据采集与挖掘技术、生物标志物与基因检测技术、疾病监测与健康管理信息技术、药械等疾病治疗技术 5 个方向。美国技术开发热点与全球一致，是在"生物标志物与基因检测技术"方向全球布局最多的国家。中国在"医学图像辅助诊断技术"和"医疗大数据采集与挖掘技术"两方向布局最多，在"生物标志物与基因检测技术"方向虽有一定数量的基础研究成果，但未见相关技术开发成果，其他技术开发热点与全球一致。

　　全球医疗人工智能领域技术开发领先机构为国际医疗器械行业巨头——飞利浦公司、西门子公司和通用电气公司三大跨国公司，其专利申请数量和发明专利授权数量均稳居全球前三位，且领先优势明显。此外，美国加州大学、韩国科学技术院、韩国延世大学及中国多所高校跻身前列。中国在医疗人工智能领域技术创新中发挥主导作用的依然是高校，企业已开始崭露头角，但技术创新能力仍有待提高。

　　四是全球医疗人工智能领域临床转化日益活跃，主要应用于疾病监测与健康管理、疾病诊疗与预测。相较于中美两国在科技创新方面共同引领全球，在临床转化阶段，美国引领全球，中国则与美国尚存在较大差距。美国较多应用于疾病监测与健康管理及疾病诊疗，中国则较多应用于医学影像辅助诊断及疾病预测。

　　全球医疗人工智能领域临床转化呈现出逐年增加的趋势，近七成临床试验开展于近 5 年。临床试验注册数量国家排名中，美国约占全球四成，以绝对优势位列第 1 位；中国接近全球数量的 1/10，约为美国的 1/4；包括中国在内的全球前 10 位国家中其余 9 个国家的数量之和仅与美国相当。印度在该领域仅开展了 2 项临床试验。

　　随机对照研究可提供高质量证据支持，在全球医疗人工智能领域临床试验中其数量超过四成，在美国该领域临床试验中超过一半，在中国该领域临床试验中超过两成。国际多中心临床试验可体现试验产品高潜在市场价值，在全球医疗人工智能领域临床试验中其数量不足 5%，美国机构参与的接近六成，中国仅有台湾一家机构参与了 1 项。

　　全球医疗人工智能领域临床试验申办者约七成是高校、科研院所及医疗机构，约两成是企业，剩余一成是个人及其他。美国在医疗人工智能领域的临床试验申办者接近七成是高校、科研院所及医疗机构，超过两成是企业，不足一成是个人及其他。中国在医疗人工智能领域的临床试验申办者超过八成是高校、科研院所及医疗机构，剩余是个人和企业。

全球医疗人工智能领域临床试验常见于疾病监测与健康管理、疾病诊疗与预测，美国该领域临床试验常见于疾病监测与健康管理及疾病诊疗，中国则常见于疾病诊断与预测，少数涉及健康管理。

五是人工智能医疗器械产品注册审批存在难点。美国、中国、欧盟等国家和地区的产品上市工作逐步探索、推进，其中美国产品化进程领先全球。

美国在人工智能医疗器械的注册审批工作中行动最早，目前已探索积累一定经验，已有数十个产品通过上市前通告、从头开始等审评渠道获批上市，产品用途包括心脏功能监测、血糖监测等生理数据监测，以及乳腺图像检测、颅内出血检测等影像辅助诊断的多个类型产品。

中国人工智能医疗器械上市工作近年来受到国家高度重视，基于人工智能医疗器械注册经验的借鉴研究持续进行，眼底影像、肺部影像等标准数据库已开展建设，《深度学习辅助决策医疗器械软件审评要点》等注册指导性文件相继发布，人工智能医疗器械管理体系正逐步建立。目前，中国国内尚未有新一代人工智能医疗器械通过审批上市。

欧盟在人工智能医疗器械注册上持谨慎态度，对人工智能医疗器械数据的使用和伦理等问题尤为关注。欧盟通过对原《医疗器械指令》等文件的更新和《通用数据保护条例》的发布强化数据管理规范，以应对新一代人工智能医疗器械的注册和临床使用中可能出现的挑战。

一、战略计划与投入

近年来，人工智能在医疗领域的应用备受期待，它有助于满足人民日益增长的卫生与健康需求，存在巨大市场空间，受到多国政府和机构的重视，各国布局快速展开，投入不断增加。美国作为全球典型科技强国，在医疗人工智能理论与技术方面具有较强的原始创新力。中国与印度则人口众多，对医疗人工智能在医学诊疗方面的应用和发展有着迫切需求，市场应用空间和医疗需求将拉动人工智能在医疗领域的快速应用。

美国将人工智能发展提升至国家战略高度，联邦政府资助的医疗人工智能研究开始较早，近 5 年资助力度大幅提高，集中在癌症研究、医学数据处理与信息化、精神疾病和行为科学，以及神经性疾病与脑病等领域，资助对象以高等院校为主。

中国近 5 年在国家层面对人工智能发展展开全面布局，在 2017 年发布的《新一代人工智能发展规划》和一系列重要文件中明确提出推动医学大数据分析、机器学习技术、精准智能医疗体系、"互联网+医疗人工智能"、手术机器人技术等人工智能诊疗新模式、新手段的发展。中国政府以满足临床需求为导向设立了多个项目计划，主要资助方向包括诊疗仪器开发、精准治疗、疾病的信息化管理、辅助新药开发、法律法规与伦理学等，高度重视产学研医合作，旨在通过项目资助在应用层面快速取得技术突破。

印度的人工智能国家布局晚于中美两国，政府寄希望于通过基础设施建设与产业合作发展人工智能技术解决本国医疗资源不足、不均衡等问题，提高诊疗服务质量和可及性，并推动经济发展。国家财政预算中已明确提出将对人工智能研究予以资助。

与美国、中国、印度相比，欧盟委员会对人工智能发展的关注点在于技术变革将给社会带来的影响，其所制定的战略规划重点在于应对新问题和挑战，高度重视人工智能技术涉及的数据安全、个人隐私保护和伦理学等问题。欧盟"地平线 2020"计划已设立人工智能资助项目，致力于通过平台建设和理论研究促进人工智能产业的发展并提高技术可靠性。

（一）美国

美国人工智能领域布局和研究起步较早，在关注基础研究的同时重视技术在社会服务中的应用及其所带来的经济效益。美国联邦政府在医疗人工智能领域的资助项目数量和金额逐年上升，资助方向主要包括建立模型进行疾病的预测并制定干预手段、基于影像的检测和辅助诊断等，资助对象以高等院校为主。

1. 国家战略重视发展的整体性

为加速美国人工智能的发展，全面开展国家布局并积极引导高校和企业开展相关研究和应用，美国白宫于 2016 年 10~12 月连续发布 3 份人工智能文件，分别为《为未来人工智能做好准备》

（*Preparing for the Future of Artificial Intelligence*）、《国家人工智能研发战略计划》（*The National Artificial Intelligence Research and Development Strategic Plan*）、《人工智能、自动化及经济》（*Artificial Intelligence，Automation，and the Economy*）。从文件的战略思路来看，美国人工智能的发展强调以经济应用与社会服务为基础，促进人工智能新技术在工业界和社会服务之中得到有效利用。美国将自上而下的国家战略导向与自下而上的经济和社会需求体系相结合，提出政府应优先资助高投入、高风险、长周期的基础研究和具有持续性的长期性研究，并号召公立、私立机构尽可能利用人工智能技术开展社会服务。此外，人工智能发展与应用中的隐私保护和数据安全也是美国政府十分重视的问题。

在关注技术发展带来的正面影响的同时，美国政府也对人工智能带来的风险进行了分析和研究。2018年，美国众议院监督和政府改革委员会信息技术小组发布《机器的崛起：人工智能及其对美国政策日益增长的影响》（*Rise of the Machines：Artificial Intelligence and its Growing Impact on U.S. Policy*），分析了人工智能在失业、隐私、偏见与偏差、恶意使用4个方面存在的挑战，并提出了相应的解决建议。

2019年6月美国发布了《美国人工智能研发战略计划：2019更新版》（*The National Artificial Intelligence Research and Development Strategic Plan：2019 Update*），在2016年报告基础上，增加了私营企业参与人工智能发展的战略思路，并强调了要大力推进开源软件和工具。

2. 国家科技研发投入早、增长快

美国联邦政府在医疗人工智能领域的资助项目数量和金额逐年上升，近5年间增长趋势尤为明显，资助方向主要包括建立模型进行疾病的预测并制定干预手段、基于影像的检测和辅助诊断，资助对象以高校为主。

美国对医疗的科研投入主要来自于美国国立卫生研究院（National Institutes of Health，NIH），它隶属于美国卫生与公共服务部（United States Department of Health and Human Services，HHS），负责90%以上由美国政府主导的医学科研经费管理。NIH每年会制订项目规划和经费预案，获得白宫和国会通过以后，经费将由NIH综合办公室（OD）及下设的预算办公室（OB）依据本年度科研项目规划协调分配给27个按专业领域和职能划分的下属研究机构/中心（IC），由各IC直接负责项目的资助与管理。在NIH项目数据库（Research Portfolio Online Reporting Tools，RePORT）中可以检索到由NIH及其下属机构资助的用于人工智能技术的医学研究项目。

截至2019年6月，NIH共资助医疗人工智能项目4581项，资助金额21.6亿美元[①]。从资助项目数量和金额来看，NIH资助的医疗人工智能项目数量和金额呈现4个阶段变化趋势：①NIH首次

---

① NIH人工智能项目包括在项目题目、摘要中提及使用人工智能方法的基金项目。

资助医疗人工智能项目是在 1985 年，此后的 16 年间项目数量和资助金额没有明显变化，平均每年资助 23 个项目，资助金额约 700 万美元；②2002～2009 年，资助力度出现大幅增长，项目也大幅增加，年平均增长率分别达到 24.1%和 29.7%；③2010～2013 年，资助力度变化不大，平均每年资助项目 185 项，资助金额 8400 万美元；④而 2014～2018 年，NIH 对医疗人工智能资助项目无论从数量还是资助金额上再次呈现大幅度增长趋势，仅 2018 年一年，项目数量已达 847 项，资助金额 4.4 亿美元，增长率分别达到 37.9%和 41.3%（图 1-1）。

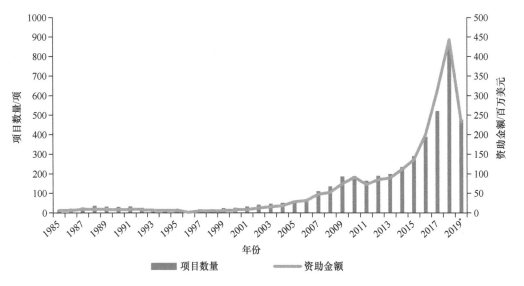

图 1-1　NIH 资助医疗人工智能项目年度分布

*表示 2019 年项目数量/金额尚不能完全代表年度项目数量/金额，不纳入趋势计算

NIH 尚未将人工智能列为一个单独的支出分类，但通过分析 NIH 资助的医疗人工智能项目具体是由哪些下设 IC 分配和管理，可以宏观上了解 NIH 资助的医疗人工智能项目的研究方向。美国国立癌症研究所、国立综合医学研究所、国立医学图书馆、国立精神卫生研究所、国立神经病学与中风研究所等 IC 资助医疗人工智能项目较多，说明人工智能技术较多应用于癌症相关疾病、医学数据处理与信息化、精神疾病和行为科学，以及神经性疾病与脑病等领域的研究中（表 1-1）。

从具体项目来看，NIH 资助的医疗人工智能研究主要针对癌症、衰老、神经退行性疾病、罕见病等疾病和症状，项目中应用到人工智能的技术和领域则包括生物工程学、临床研究、网络与信息技术研发、神经科学、遗传学、行为与社会科学研究等。

NIH 的 4581 项项目中的 237 项资助院内机构开展相关研究，4344 项授予了院外的 460 家机构开展医疗人工智能相关研究工作。在院外获资助机构中，获得资助项目多于 10 项的机构有 79 家，共获得项目资助 3338 项，占院外项目总量的 76.8%，其中高校 63 家、医院 9 家、研究机构 6 家、企业 1 家，可以看出 NIH 资助开展医疗人工智能研究的主要对象是高校。

表 1-1　资助医疗人工智能项目的 NIH 下属研究机构/中心排名

序号	资助 IC	项目数量/项	序号	资助 IC	项目数量/项
1	美国国立癌症研究所（NCI）	595	15	美国国立眼科研究所（NEI）	106
2	美国国立综合医学研究所（NIGMS）	552	16	美国国立糖尿病消化与肾病研究所（NIDDK）	101
3	美国国立医学图书馆（NLM）	496	17	美国国立酒精滥用与中毒研究所（NIAAA）	67
4	美国国立精神卫生研究所（NIMH）	406	18	美国国立研究资源中心（NCRR）	66
5	美国国立神经病学与中风研究所（NINDS）	348	19	美国国立环境卫生研究所（NIEHS）	66
6	美国国立心、肺、血液病研究所（NHLBI）	294	20	美国国立促进转化科学中心（NCATS）	45
7	美国国立老化研究所（NIA）	250	21	美国国立口腔与颅面研究所（NIDCR）	38
8	美国国立人类基因组研究所（NHGRI）	207	22	美国国立关节肌肉骨骼及皮肤病研究所（NIAMS）	34
9	NIH 综合办公室（OD）	203	23	美国国立护理医学研究所（NINR）	32
10	美国国立生物医学影像学与生物工程学研究所（NIBIB）	180	24	信息技术中心（CIT）	25
11	美国国立药物滥用研究所（NIDA）	178	25	美国国立补充与替代医学研究中心（NCCIH）	17
12	美国国立儿童健康与人类发育研究所（NICHD）	170	26	美国国立少数民族健康与健康水平差别研究中心（NIMHD）	14
13	美国国家过敏和传染病研究所（NIAID）	139	27	国际中心（FIC）	4
14	美国国立耳聋与其他交流障碍性疾病研究所（NIDCD）	119			

注：部分项目由多个 IC 共同资助。

从获资助项目机构的类别来看，获得医疗人工智能项目的高校数量要远多于医院、研究机构和企业，在单个机构获得的项目数量上也具有优势。加利福尼亚大学（简称加州大学）（系统）获得该领域项目数量最多，占到院外项目总数的 8.8%，其他获得项目较多的高校还包括匹兹堡大学、斯坦福大学、哥伦比亚大学、宾夕法尼亚大学等（表 1-2）。

医院和研究机构获得项目数量少于高校，获资助最多的麻省总医院获得项目数量也仅占院外项目总数的 1.2%。麻省总医院、梅奥诊所、克利夫兰医学中心、西达赛奈医疗中心 4 家医院获得 NIH 医疗人工智能项目数量前几位（表 1-3）。从机构研究方面来看，NIH 资助研究机构开展的医疗人工智能项目主要围绕癌症、精神病学等领域开展研究。

从表 1-4 可以看出，NIH 资助企业开展医疗人工智能项目较少，获得项目数量最多的 LAUREATE 学习系统公司项目数量仅为 11 项，获得资助金额仅有 382 万美元。从公司规模和业务范围上看，项目资助公司多为研发型小企业，受资助的项目类型也主要是 NIH 的小企业研究项目和探索性研发项目，企业的业务范围主要包括生物医学、生物信息学、软件研发和制药研发等。

表 1-2　NIH 医疗人工智能项目资助前 10 位高校

排名	机构名称	项目数量/项	资助金额/万美元
1	加州大学 University of California	381	16 201
2	匹兹堡大学 University of Pittsburgh	203	9 925
3	斯坦福大学 Stanford University	162	9 939
4	哥伦比亚大学 Columbia University	108	6 488
5	宾夕法尼亚大学 University of Pennsylvania	108	4 787
6	华盛顿大学 University of Washington	95	3 244
7	威斯康星大学 University of Wisconsin	92	3 856
8	麻省理工学院 Massachusetts Institute of Technology	78	3 268
9	密歇根大学 University of Michigan	77	2 652
10	北卡罗来纳大学 University of North Carolina	73	5 473

表 1-3　NIH 医疗人工智能项目资助前 10 位医院和研究机构

排名	机构名称	项目数量/项	资助金额/万美元
1	麻省总医院 Massachusetts General Hospital	52	4337
2	布列根和妇女医院 Brigham and Women's Hospital	48	3486
3	得克萨斯大学 MD 安德森癌症中心 University of TX MD Anderson CAN CTR	35	2126
4	波士顿儿童医院 Boston Children's Hospital	26	892
5	梅奥诊所 Mayo Clinic	24	1293
6	弗雷德·哈钦森癌症研究中心 Fred Hutchinson Cancer Research Center	19	692
7	克利夫兰医学中心 Cleveland Clinic	17	643
8	西达赛奈医疗中心 Cedars-Sinai Medical Center	15	839
9	斯隆-凯特琳癌症中心 Sloan-Kettering Institute for Cancer Research	15	832
10	纽约州立精神病学中心 New York State Psychiatric Institute	14	547

表 1-4　NIH 医疗人工智能项目资助前 10 位企业

排名	机构名称	项目数量/项	资助金额/万美元
1	LAUREATE 学习系统公司 LAUREATE Learning Systems, Inc.	11	382
2	合作制药公司 Collaborations Pharmaceuticals, Inc.	9	243
3	精神病学公司 Psychogenics, Inc.	8	390
4	阿尔伯特·爱因斯坦医学院公司 Albert Einstein College of Medicine, Inc.	8	231
5	AAC 协会公司 AAC Associates, Inc.	8	73
6	VIRTUALLY BETTER 公司 VIRTUALLY BETTER, Inc.	7	361
7	RECURSION 制药有限公司 RECURSION Pharmaceuticals, LLc	6	284
8	ALTEC 公司 ALTEC, Inc.	6	261
9	量子模拟公司 Quantum Simulations, Inc.	6	180
10	KITWARE 公司 KITWARE, Inc.	6	167

（二）中国

中国在国家医疗人工智能布局与顶层设计方面行动较快，多个国家级、部委级科技规划文件相继出台，将人工智能技术在医学中的应用作为前沿技术和重点领域予以高度重视。此外，国家也通过国家自然科学基金、国家重点研发计划等多途径多角度给予医疗人工智能领域科技创新研发资助，资助的研究方向包括医疗人工智能基础理论、人工智能医疗器械在临床诊疗中的应用、医疗大数据辅助决策、人工智能辅助新药研发、医疗人工智能的法规、伦理与数据保护等方面。

1. 国家顶层设计全面开展

近年来，中国多个科技规划中都提出要加强人工智能在医学领域的应用。2016 年，《"十三五"国家科技创新规划》发布，将脑科学与人工智能视为前沿共性生物技术，以加强生物产业发展及生命科学研究核心关键装备研发，提升中国生物技术前沿领域创新水平，抢占国际生物医药技术竞争制高点。此后发布的《"十三五"卫生与健康科技创新专项规划》也将人工智能列为前沿领域，提出要开展医学大数据分析和机器学习技术研究，开发集中式智能和分布式智能等多种技术方案，重点支持人工智能辅助个性化诊断、精准治疗辅助决策支持系统、辅助康复和照看研究等，支撑智慧医疗发展。2017年7月，国务院印发的《新一代人工智能发展规划》中提到，应深化人工智能在智能医疗领域的应用，推广应用人工智能的诊疗新模式、新手段，建立快速精准的智能医疗体系。同年12月，《促进新一代人工智能产业发展三年行动计划（2018—2020年）》发布，从产业角度出发提出要推动手术机器人的研发与应用，发展医学影像辅助诊断系统。2018年4月，国务院印发的《关于促进"互联网+医疗健康"发展的意见》中明确了医疗人工智能多个创新应用场景，鼓励医疗机构借助人工智能手段推广远程医疗服务，研发基于人工智能的临床诊断系统。

2. 国家科技投入不断增加

中国对于医疗人工智能领域的资助主要来自国家重点研发计划、国家自然科学基金、国家社会科学基金、国家科技重大专项、科技创新2030重大项目等，资助力度逐年上升（表1-5）。

表1-5　中国医疗人工智能项目主要资助途径

计划项目	专项名称/学科分类	资助方向
国家自然科学基金	医学科学部、生命科学部、信息科学部	机器感知与模式识别、认知与神经科学启发的人工智能、知识表示与处理、医学图像数据处理与分析、中医药学研究新技术和新方法等
国家重点研发计划	数字诊疗装备、精准医学研究、主动健康和老龄化科技应对等	智能诊疗装备、疾病的信息化管理等
国家社会科学基金	法学、管理学、图书馆、情报与文献学	医疗人工智能涉及的伦理问题、个人医疗数据保护等
国家科技重大专项	重大新药创制	人工智能技术在生物医药领域新化合物、新靶点等原始创新性研发中的应用
科技创新2030重大项目	新一代人工智能	新一代医疗人工智能基础理论、面向重大需求的核心关键技术、智能芯片与系统等

（1）国家重点研发计划

国家重点研发计划设立于2015年，是国家针对关乎国计民生的重大社会公益性问题，以及事关产业核心竞争力、整体自主创新能力和国家安全的重大科学技术问题，突破国民经济和社会发展主要领域技术瓶颈所设立的科技研发计划，其下设的多个重点专项在3年内资助医疗人工智能项目25个，资助金额已超过2.5亿元，单个项目资助金额在270万～4632万元。其中，"数字诊疗装备"重点专项旨在抢抓健康领域新一轮科技革命契机，以早期诊断、精确诊断、微创治疗、精准治疗为方向，促进中国数字诊疗装备整体研发能力的提升，是目前资助医疗人工智能领域最

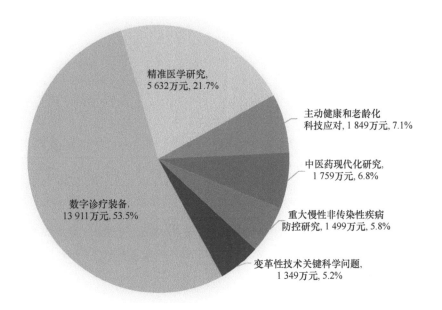

多的重点专项。此外，精准医学研究、主动健康和老龄化科技应对等重点专项也对运用人工智能技术的领域内课题予以资助（图 1-2）。

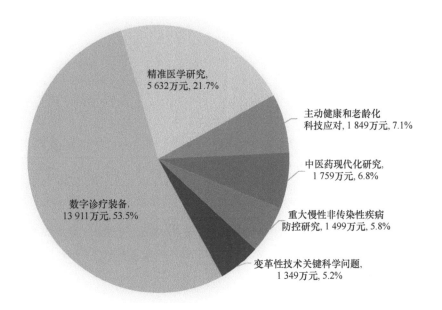

图 1-2　国家重点研发计划下设重点专项对医疗人工智能的资助情况①
数据来源为国家科技管理信息系统公众服务平台，编写组整理

获得资助的医疗人工智能项目研究方向包括基于人工智能算法的疾病诊断与治疗、引入人工智能技术的医疗器械产品临床效果及综合评价研究、基于人工智能技术的疾病信息化管理和辅助决策等方向，资助对象包括高等院校、企业和医疗卫生机构。

（2）国家自然科学基金

国家还通过国家自然科学基金给予医学领域人工智能研究经费支持，支持的研究方向包括基于人工智能算法的疾病模型研究、基于人工智能的影像医学诊断等。

近 5 年来，国家自然科学基金对人工智能技术应用于医学研究的课题资助力度不断上升，共资助课题经费总额超过 1.1 亿元，单年资助情况更是从 2014 年的 16 项课题资助 672 万元，增长至 2018 年 92 项课题资助 4916.2 万元，资助金额和数量的年平均增长率分别达到 54.9% 和 64.5%（图 1-3）。

从课题资助学部和课题申请代码来看，机器感知与模式识别（F0603）、认知与神经科学启发的人工智能（F0607）、知识表示与处理（F0605）、医学图像数据处理与分析（H1809）、中医药学研究新技术和新方法（F2903）为主要资助的研究方向，在这几个方向的研究中应用人工智能及相关技术解决生物医疗方面问题的课题数量较多。

---

① 百分比之和不等于 100% 是因为有些数据进行过舍入修约。

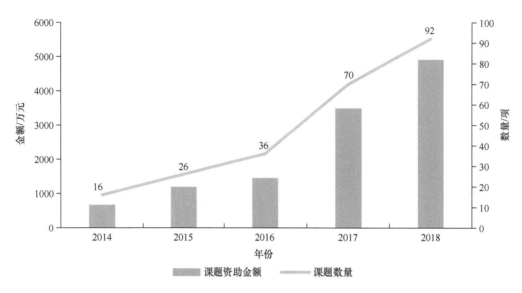

图 1-3　2014～2018 年度国家自然科学基金对医疗人工智能项目资助情况

数据来源为国家自然科学基金委员会科学基金网络信息系统，编写组整理

（3）其他

科技创新 2030 重大项目是基于《国家创新驱动发展战略纲要》和国家"十三五"规划纲要的要求，以 2030 年为时间节点部署一批与国家战略长远发展及人民生活紧密相关的重大科技项目和重大工程，其中"新一代人工智能"项目作为 16 个重大项目之一，着眼于新一代医疗人工智能基础理论、面向重大需求的核心关键技术、智能芯片与系统等方面研究。2017 年，科技部联合国家发展改革委等 15 个部门成立了新一代人工智能发展规划推进办公室，旨在推进新一代人工智能重大科技项目实施。2018 年度首批设立项目 33 个，预算经费约 8.7 亿元，其中首都医科大学附属北京天坛医院的"基于异构融合计算模型与架构的心脑血管诊疗人机协同介入技术智能平台"和中国科学院自动化研究所的"跨模态医疗分析推理技术与系统"获得立项支持。

除此之外，国家社会科学基金也从医疗人工智能涉及的伦理问题、个人医疗数据保护等法学、管理学、哲学和图书馆、情报与文献学角度给予医疗人工智能科研项目资助；重大新药创制国家科技重大专项也从人工智能在新药研发中应用的角度对相关研究予以支持。

（三）印度

为规划印度人工智能发展，以解决印度国家需求，带动印度经济发展，并指导政府财政投入，2018 年 4 月印度政府决策智囊机构——改造印度国家研究院（The National Institution for Transforming India，NITI Aayog）发布《国家人工智能战略（讨论稿）》（*National Strategy for Artificial Intelligence-discussion paper*），重点关注印度如何利用人工智能促进经济增长和社会包容。其中，NITI Aayog 提供了 30 多项政策建议，包括增加科学研究投入，鼓励技能训练和再培训，加快形成人工智能应用价值全链条，加强人工智能方面的道德、隐私和安全等。该战略的旗舰计划分为两个层次，旨在促进人工智能领域的研究和应用转化。其中一个层次为建立卓越研究中心（Centre of Research Excellence，CORE），目的侧重于更好地利用现有核心研究和前沿技术，创造更多新知识；另一个层次则计划建立国际人工智能转化中心（International Center of Transformational AI，ICTAI），将重点放在人工智能的委托研发和基于应用的研究上，希望能通过加强私营机构间的合作，促进人工智能的转化和应用。报告还建议在每个 CORE 和 ICTAI 建立一个道德委员会联合会，制定有关隐私、安全和道德的行业特定准则，并建立国家人工智能市场，以增加市场参与并减少收集数据的时间和成本。

在该文件中，NITI Aayog 把医疗保健、农业、教育、智能城市和智能移动判定为应用人工智能后将最有利于社会的需优先发展的领域。在医疗方面，印度希望通过发展人工智能解决困扰印度医疗的 4 个主要问题，即缺乏合格医务人员和基础设施、国家医疗资源分布不均衡、医疗费用负担重，以及不科学的就医行为。以癌症为例，印度每年新诊断出癌症病例超过 100 万例，然而全印度仅有不足 2000 个病理学家具有较丰富的癌症诊断经验，所以印度政府希望应用人工智能辅助医生进行病理诊断，为国民提供更好的基本医疗服务。

2018～2019 年印度财政预算报告显示，印度政府将在数字科学研发方面加大投入力度，分配 307.3 亿卢比（约 4.3 亿美元）用于启动一项由科学技术部主导的，以建立和提高人工智能、机器人训练、数字制造、大数据分析、量子通信技术水平等为目的的数字物理系统，并开展一项由 NITI Aayog 发起的国家级人工智能计划，该计划旨在增强印度人工智能领域应用研发力度。

（四）欧盟委员会

2018 年 3 月，欧盟智库之一的欧洲政治战略中心发布了题为《人工智能时代：确立以人为本的欧洲战略》（*The Age of Artificial Intelligence：Towards A European Strategy for Human-Centric Machines*）的报告。这份报告主要从以下几个方面介绍了欧洲人工智能的发展：首先介绍全球人工智能研发投入和发展情况，其次介绍欧洲的人工智能发展情况及与其他国家的对比，并引出欧洲应该树立人工智能品牌的战略，最后提出人工智能发展过程中遇到的劳动者被替代的问题和人工智能偏差的问题，并提出欧盟应该采取策略加以应对。此外，报告还认为，目前欧洲在人工智能领域投资少且缺乏全球规模的数字公司，在深度学习领域、专利申请和投资方面，也落后于美国和中国。

为表明欧盟对人工智能的态度，规划并引导下一阶段欧盟国家的人工智能发展，欧盟于 2018 年 4 月发布了《欧盟人工智能通讯》（*Communication Artificial Intelligence for Europe*），提出要增强欧盟的技术与产业能力，并列出以人工智能推动经济、为迎接社会经济变革做好准备、确立合适的伦理和法律框架三大目标。此外，文件中还提出一系列具体举措，包括承诺将欧盟对人工智能的投资从 2017 年的 5 亿欧元增加到 2020 年底的 15 亿欧元，建立欧洲人工智能联盟，以及制定一套新的人工智能道德准则，以解决公平、安全和透明等问题。

在项目投入方面欧盟也开始有所行动，欧盟在其 2018～2020 年的"地平线 2020"计划中设立了人工智能项目，计划建设欧洲人工智能平台（AI4EU），通过构建一个全面需求导向的欧洲人工智能平台，以降低创新壁垒，促进技术转让，助力各个领域初创企业和中小企业的成长。2019 年，"地平线 2020"计划已在该项目上投入 2000 万欧元，第一年项目由法国、德国、意大利等 11 个国家的 87 家机构共同参与进行。此外，"地平线 2020"计划还将人工智能作为未来和新型技术（FET）的研究方向之一，拟在 2020 年资助"以人为本的人工智能"（Human-Centric AI）研究，旨在加强人工智能算法的透明度和可靠性，减小技术应用后可能带来的风险与误差。

二、基础研究实力

本报告中的基础研究是指将人工智能领域涉及芯片、传感器、服务器、计算机视觉、自然语言处理、语音识别、机器学习等的硬件基础和软件技术应用于医疗领域开展的研究。科技论文包含了丰富的基础研究信息，论文产出情况能体现一个国家/地区的创新实力。

对 Web of Science 数据库[①]收录的医疗人工智能领域科技论文进行分析（检索日期为 2019 年 5 月 8 日），从基础研究规模及趋势、研究质量和研究热点等角度，揭示领先国家及机构在全球医疗人工智能领域基础研究中的创新力。通过论文数量和增速揭示基础研究规模及趋势[②]，通过论文篇均被引频次和高被引论文数量[③]揭示基础研究质量[④]，通过高频词聚类识别研究热点[⑤]，通过作者共现分析揭示国际合作态势[⑤]。

对于全球医疗人工智能领域的基础研究态势，通过国际比较和美国、中国、印度三国（领先国家）对比分析，我们做出以下判断。

一是全球医疗人工智能领域基础研究活跃，超过七成成果出现在近 10 年，美中共同引领全球且持续快速发展，印度紧随其后，其他国家相比之下规模尚小。该领域国际合作活跃，以美国为中心，中美合作最为频繁，中国和印度主要与美国合作，欧洲各国以英国和德国为中心合作密切。

二是全球医疗人工智能领域产出的顶尖成果[③]逐年增多，美国基础研究成果平均质量最高且顶尖成果数量占绝对优势，中国虽质量普遍不高但顶尖成果数量仅次于美国，相比之下印度的质量普遍更低且顶尖成果少。

三是全球医疗人工智能领域基础研究领先机构主要是知名的工科院校/研究所，哈佛大学、伦敦大学和斯坦福大学等高校占据主导地位。美国研究机构基础研究规模大、质量高且顶尖研究成果多，领先优势明显。中国开展该领域研究的机构众多、顶尖成果分散，中国科学院基于规模优势跻身全球第三位，但研究质量方面未见中国院校跻身全球前列。印度机构基础研究规模小且质量低，规模相对突出的印度理工学院缺乏顶尖成果。

四是全球医疗人工智能领域基础研究热点主要集中在医学图像处理、医学大数据的采集与挖掘、基于基因和生物标志物的癌症及其他重大疾病预测、认知障碍的早期诊断与预测 4 个方向。其中后

---

① Web of Science（WOS）数据库收录期刊质量较高，并且涵盖大量会议论文，适用于涉及交叉学科的医疗人工智能领域论文分析。

② 用于基础研究规模及趋势分析的论文集合覆盖 1970~2019 年的数据，涵盖医疗人工智能发展的当前阶段（20 世纪 90 年代中期至 2019 年）和前一个阶段（1980 年至 20 世纪 90 年代中期），并且考虑到基础研究至应用转化的时间滞后，再往前追溯 10 年至 1970 年。

③ WOS 数据库将被引频次排领域内前 1%的论文定义为高被引论文，本报告将此类论文视为顶尖成果。

④ 受制于 WOS 数据库分析时段设置，用于基础研究质量分析的论文集合仅覆盖 2008~2018 年。

⑤ 用于研究热点和国际合作分析的论文集合覆盖 2015~2019 年的数据，其目的是展示最近几年的发展现状。数据检索日期为 2019 年 5 月 8 日。

两个方向尚处于模型构建阶段。在发展相对成熟的"医学图像处理"和"医学大数据的采集与挖掘"两个方向上，美国主要开展模型构建研究，将 IT 实现外包给印度。中国在"医学图像处理"方向实现了模型构建和 IT 实现两方面并进，但在"医学大数据的采集与挖掘"方向模型构建相对薄弱。

（一）研究规模及趋势

科技论文是基础研究的主要产出成果之一，其数量可以在一定程度上反映基础研究规模。本部分将以近 50 年发表的医疗人工智能领域科技论文为分析对象，揭示全球及各国在医疗人工智能领域的基础研究规模及趋势[①]；以近 5 年发表的医疗人工智能领域科技论文为分析对象，对作者署名进行共现分析，揭示该领域的国际合作情况[②]。

全球医疗人工智能领域基础研究活跃，超过七成成果出现在近 10 年，美中共同引领全球且持续快速发展，印度紧随其后，其他国家相比之下规模尚小，国际合作以美国为中心，中美合作最为频繁。 1970～2019 年，全球医疗人工智能领域的研究论文约 5 万篇，其中 2009～2018 年[③]共 36 686 篇，复合增长率 2009～2017 年[④]达 14.9%。论文数量排名前三位的国家依次是美国（14 541 篇，占 29.1%）、中国（7729 篇，占 15.5%）、印度（4588 篇，占 9.2%），排名第 4～7 位的国家的论文数量总和仅相当于美国一个国家的产出（14 780 篇 vs.14 541 篇）。

1. 全球医疗人工智能领域基础研究活跃，国际合作以美国为中心

（1）随着人工智能在医学领域的应用发展，全球医疗人工智能领域基础研究活跃，超过七成成果出现在近 10 年

1970～2019 年，全球医疗人工智能领域的研究论文约 5 万篇（49 962 篇），其中近 10 年 36 686 篇（占 73.4%），复合增长率达 14.9%（图 2-1）。

结合人工智能的发展阶段来看，1970 年至 20 世纪 90 年代中期，医疗人工智能领域相关科技论文数量很少，主要是因为当时尚处于发展人工智能自身领域技术阶段，将人工智能技术用于其他传统行业的研究还较少。自从 20 世纪 90 年代中期新的数据分析方法引入人工智能领域使得复杂计算得以实现之后，人工智能应用于各个传统行业的研究开始增多，医疗人工智能领域相关科技论文数量也明显增长，尤其是 1996～1997 年，论文数量从 217 篇增至 458 篇，呈翻倍增长。自 2006 年深度学习算法提出之后，论文数量进一步快速增长。

---

① 用于研究规模分析的论文集合覆盖 1970～2019 年的数据，检索日期为 2019 年 5 月 8 日。

② 用于国际合作分析的论文集合覆盖 2015～2019 年的数据，其目的是展示最近几年的现状。数据检索日期为 2019 年 5 月 8 日。

③ 受制于检索时间（2019 年 5 月 8 日）且数据库收录存在延迟，2019 年数据远低于实际值，计算论文总数截止年份取 2018 年。

④ 受制于检索时间（2019 年 5 月 8 日）且数据库收录存在延迟，2018 年数据不全，计算复合增长率的截止年份取 2017 年。

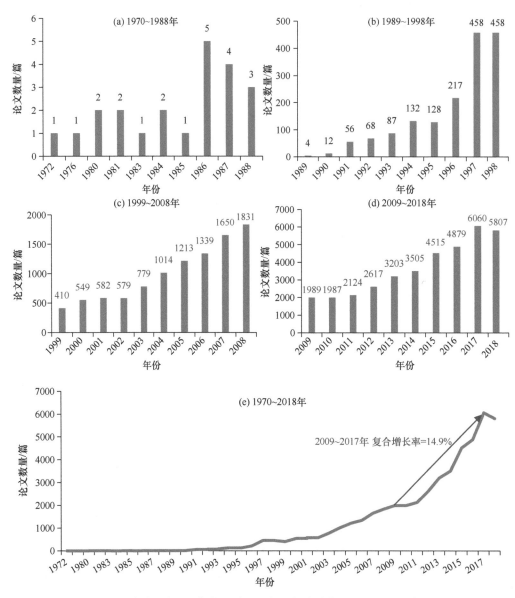

图 2-1　全球医疗人工智能领域论文数量年度分布（1970～2018 年）

受制于检索时间（2019 年 5 月 8 日）且数据库收录存在延迟，2018 年数据不全

（2）全球医疗人工智能领域国际合作活跃，以美国为中心，中美合作最为频繁，中国和印度主要与美国合作，欧洲各国以英国和德国为中心合作密切

全球化加速了科技创新活动的国际化进程，各国利用自身优势和科技基础积极开展国际合作，对于加速科技发展具有积极意义，对于医疗人工智能领域这类交叉学科尤为重要。对近 5 年发表的医疗人工智能领域科技论文共计 22 982 篇进行作者共现分析，揭示该领域的国际合作态势（图 2-2）。

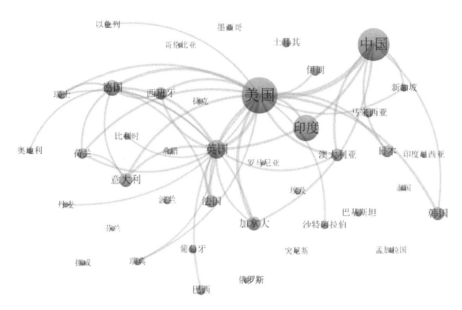

图 2-2　全球医疗人工智能领域国际合作情况（2015～2019 年）

受制于检索时间（2019 年 5 月 8 日）且数据库收录存在延迟，2018 年和 2019 年数据不全；图中线条粗细代表合作次数多少，
为确保可视化效果，仅纳入论文数量不低于 100 篇的 41 个国家，仅展示合作次数不少于 50 次的线条

全球医疗人工智能领域以美国为中心开展了大量国际合作研究，以中美之间合作最频繁。除中国以外，与美国合作最多的是与其有地缘优势的加拿大和长期以来承接其 IT 实现外包业务的印度，以及医学科技发展水平较高的欧洲各国。

中国与美国合作尤为密切，但与其他国家合作较少。在医疗人工智能产业链分布上，中国更加集中于应用落地端，其发展主要源自应用层面的牵引，但在基础算法、芯片等产业环节与原始创新能力最强的美国差距明显，深入合作才能取得更多突破。

印度的主要合作对象是其 IT 外包业务来源最多的美国，与其他国家合作很少。印度拥有大量 IT 人才，长期为劳动力成本高的美国科技产业提供开发维护服务，在美国带动下开展 IT 实现研究，两国之间合作尤为密切。

欧洲各国以英国和德国为中心开展了密切合作，这主要是得益于欧洲各国之间存在明显的地缘优势。

2. 美中两国在医疗人工智能领域的基础研究规模引领全球，印度紧随其后

从基础研究规模看，美中两国在医疗人工智能领域引领全球，印度紧随其后，其他国家与之相比差距较大。1970～2019 年，全球医疗人工智能领域论文近 5 万篇（49 962 篇），排名前 10 位的国家依次是美国、中国、印度、英国、德国、加拿大、意大利、法国、西班牙和日本（图 2-3），其中美中两国引领全球（分别为 14 541 篇和 7729 篇），印度紧随其后（4588 篇），后 7 位国家的论文数量总和仅相当于美国一个国家的产出（14 780 篇 vs. 14 541 篇），中国约为美国的一半（7729 篇 vs. 14 541 篇），印度约为中国的六成（4588 篇 vs. 7729 篇）。

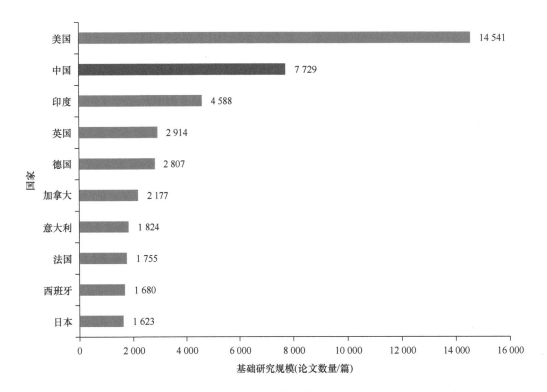

图 2-3　全球医疗人工智能领域论文数量排名前 10 位的国家（1970～2019 年）

受制于检索时间（2019 年 5 月 8 日）且数据库收录存在延迟，2018 年和 2019 年数据不全

全球医疗人工智能领域论文平均每 3 篇中有 1 篇为美国机构参与发表（14 541 篇，占 29.1%），平均每 6 篇有 1 篇为中国机构参与发表（7729 篇，占 15.5%），平均每 11 篇有 1 篇为印度机构参与发表（4588 篇，占 9.2%）。

印度在医疗人工智能领域的论文数量进入全球前 3 位，远远高于其在整个医疗器械领域的全球排名（第 8 位），其医疗人工智能领域论文数量占全球之比达 9.2%，同样高于其在整个医疗器械领域论文数量的全球占比（2.3%）[1]。分析背景方面，印度在医疗人工智能领域的表现明显优于整个医疗器械领域，是因为其拥有众多 IT 人才，这对于以 IT 为基础的医疗人工智能领域而言，是一个重要的创新优势。

3. 美中两国医疗人工智能领域基础研究规模保持快速增长且走势基本一致，共同引领全球之态势越发明显，相比之下印度增长更快，逐渐趋近于中国

美中两国基础研究规模均保持快速增长且走势基本一致，共同引领全球之态势越发明显。 如图 2-4 所示，美中两国近 10 年在医疗人工智能领域的论文数量复合增长率[2]分别为 14.8% 和 16.9%，

---

① 池慧. 中国医疗器械创新力发展报告[M]. 北京：科学出版社，2018.

② 受制于检索时间（2019 年 5 月 8 日）且数据库收录存在延迟，2018 年数据不全，计算复合增长率的截止年份取 2017 年。

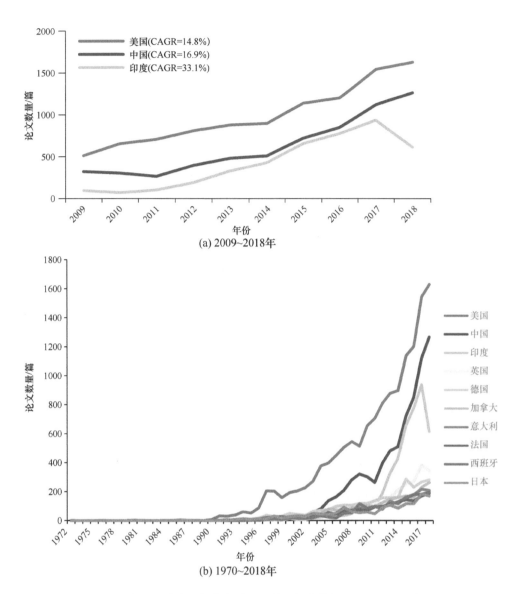

(a) 2009~2018年

(b) 1970~2018年

图 2-4　各国医疗人工智能领域论文数量年度分布（1970～2018 年）

受制于检索时间（2019 年 5 月 8 日）且数据库收录存在延迟，2018 年数据不全，（b）图中计算复合增长率（CAGR）的截止年份取 2017 年

均接近于全球平均水平（14.9%），主要是因为美中两国论文数量占全球绝大比例，其变化趋势可以大致反映全球总体情况。中国在医疗人工智能领域的论文数量逐年趋近美国，2008 年发表的论文数量约为美国的一半，2018 年已相当于美国的 77.7%，两国之间差距越来越小（表 2-1）。分析历年变

表 2-1　美国、中国、印度三国在医疗人工智能领域的论文数量对比（2008～2018 年）　　单位：%

	2008 年	2009 年	2010 年	2011 年	2012 年	2013 年	2014 年	2015 年	2016 年	2017 年	2018 年
中国/美国	51.6	62.6	46.3	37.3	48.9	54.8	56.9	63.3	70.6	72.6	77.7
印度/中国	17.1	29.6	22.8	38.3	47.7	68.3	84.1	91.1	91.5	83.6	48.6

注：表中数据为论文数量之比

化走势，美国从 20 世纪 90 年代中期开始引领全球，中国从 2004 年左右开始从其他国家中脱颖而出。此后，美中两国论文数量走势高度一致，两国基础研究规模同步变化。

印度增速高达美中两国的两倍，其在医疗人工智能领域的基础研究规模逐渐趋近于中国，近几年相对于其他国家而言领先优势明显。印度近 10 年在医疗人工智能领域的论文数量复合增长率[①]高达 33.1%，远高于美国（14.8%）和中国（16.9%）。分析历年变化走势，印度的医疗人工智能基础研究规模从 2012 年开始明显领先于其他 7 个国家，并逐渐接近于中国，在 2014～2017 年达到中国的近九成（印度 2800 篇 vs.中国 3201 篇，印度为中国的 87.5%）。然而，在 2018 年和 2019 年，印度在该领域的基础研究规模有所缩小，与中国的差距有所拉大（2018 年：印度 615 篇 vs.中国 1266 篇，印度为中国的 48.6%；2019 年截至 5 月 8 日：印度 162 篇 vs.中国 445 篇，印度为中国的 36.4%）。可能是受美国总统特朗普 2017 年 4 月签署的"买美国货，雇美国人"行政命令的影响，印度与美国之间的合作机会有所减少。

（二）研究质量

科技论文篇均被引频次[②]和高被引论文数量[③]可在一定程度上反映基础研究成果质量，前者可以反映基础研究成果的平均质量，后者可以衡量顶尖成果产出情况。本部分将基于上述指标分析美国、中国及印度在医疗人工智能领域的基础研究质量[④]。

全球医疗人工智能领域产出的顶尖成果逐年增多，美国基础研究成果平均质量最高且顶尖成果数量占绝对优势，中国虽质量普遍不高但顶尖成果数量仅次于美国，相比之下印度的质量普遍更低且顶尖成果少。从顶尖成果来看，2008～2018 年，全球医疗人工智能领域的高被引论文共计 255 篇，近几年呈快速增长态势，2014 年之前均低于 20 篇，2015 年突破 20 篇，到 2018 年多达 60 篇；在全球 255 篇高被引论文中，平均每不到 2 篇中就有 1 篇为美国参与发表（145 篇，占 56.9%），平均每 5 篇中有 1 篇为中国参与发表（55 篇，占 21.6%），平均每 13 篇中有 1 篇为印度参与发表（20 篇，占 7.8%）。从平均质量来看，在 2008～2018 年发表的该领域所有论文中，美国每篇论文平均被引用 14.4 次，排名全球首位，中国和印度分别为 6.3 次和 3.5 次，与美国差距较大。

---

① 受制于检索时间（2019 年 5 月 8 日）且数据库收录存在延迟，2018 年数据稍低于实际值，计算复合增长率的截止年份取 2017 年。
② 是指某集合中所有论文平均被引用的次数。
③ Web of Science 数据库收录的被引频次在该领域排前 1%的论文。
④ 受制于 WOS 数据库分析时段设置，用于基础研究质量分析的论文集合仅覆盖 2008～2018 年，检索日期为 2019 年 5 月 8 日。

1. 全球医疗人工智能领域产出的顶尖基础研究成果逐年增多

随着人工智能在医学领域的应用发展，医疗人工智能领域产出的顶尖基础研究成果逐年增多，影响力逐渐扩大。如图 2-5 所示，2008～2018 年，全球医疗人工智能领域的高被引论文共计 255 篇，占该时间段该领域论文总量（38 517 篇）的 0.7%，相当于每 151 篇论文中有 1 篇高被引论文。得益于该领域论文总量增多且受关注程度持续提升，高被引论文数量在近几年也呈快速增长态势，2014 年之前均低于 20 篇，2015 年突破 20 篇，到 2018 年多达 60 篇。

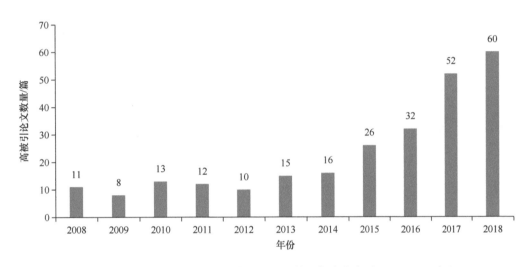

图 2-5　全球医疗人工智能领域高被引论文数量年度分布（2008～2018 年）

受制于检索时间（2019 年 5 月 8 日）且数据库收录存在延迟，2018 年数据不全

2. 美国基础研究成果平均质量最高且顶尖成果数量占绝对优势，中国虽质量普遍不高但顶尖成果数量仅次于美国，相比之下印度的质量普遍更低且顶尖成果少

美国基础研究成果质量高，相比之下中国质量普遍不高，印度质量普遍更低。如表 2-2 所示，从 2008～2018 年发表的科技论文的篇均被引频次来看，美国每篇论文平均被引用 14.4 次，排名全球首位；中国每篇论文平均被引用 6.3 次，不仅低于美国，也低于英国、德国、加拿大、意大利、西班牙和法国；印度每篇论文平均被引用 3.5 次，排在所分析的 10 个国家的末位。

美国基础研究顶尖成果最多，中国顶尖成果数量仅次于美国，印度顶尖成果少。从 2008～2018 年的高被引论文数量来看，全球医疗人工智能领域共有高被引论文 255 篇，平均每不到 2 篇高被引论文中有 1 篇为美国机构参与发表（145 篇，占 56.9%），平均每 5 篇有 1 篇为中国机构参与发表（55 篇，占 21.6%），平均每 13 篇有 1 篇为印度机构参与发表（20 篇，占 7.8%）。中美对比来看，中国高被引论文数量约为美国的 1/3。相较于整个医疗器械（影响因子≥10 的论文：美国 10 331 篇 vs.中国 507 篇，中国不及美国 1/20[①]）和组织工程（F1000 论文+影响因子≥20 论文+高被引论文：美国 2022 篇 vs.中国 195 篇，中国不及美国 1/10[②]）领域而言，中国在医疗人工智能领域的高被引论文数量与美国差距较小。

美国基础研究产出的顶尖成果比例明显高于中国和印度。从 2008~2018 年的高被引论文比例来看，美国每 73 篇有 1 篇高被引论文（145 篇，占 1.4%），中国每 118 篇论文中有 1 篇高被引论文（55 篇，占 0.8%），印度每 212 篇有 1 篇高被引论文（20 篇，占 0.5%）。

表 2-2　医疗人工智能领域论文数量排名全球前 10 位国家的综合发文情况（2008~2018 年）

国家	论文总量		篇均被引频次		高被引论文数量		高被引论文比例	
	数量/篇	排名	频次/次	排名	数量/篇	排名	占比/%	排名
美国	10 523	1	14.4	1	145	1	1.4	2
中国	6 514	2	6.3	8	55	2	0.8	6
印度	4 246	3	3.5	10	20	6	0.5	8
英国	2 187	4	13.9	2	42	3	1.9	1
德国	2 026	5	13.7	3	26	4	1.3	3
加拿大	1 632	6	12.1	5	22	5	1.3	3
意大利	1 432	7	11.8	6	10	8	0.7	7
西班牙	1 408	8	10.1	7	6	9	0.4	9
法国	1 295	9	13.0	4	13	7	1.0	5
日本	1 096	10	6.0	9	3	10	0.3	10
全球	38 517	—	—	—	255	—	0.7	—

注：受制于 WOS 数据库分析时段设置，仅覆盖 2008~2018 年发表的论文；受制于检索时间（2019 年 5 月 8 日）且数据库收录存在延迟，2018 年数据不全

（三）研究机构及团队

本部分基于论文数量、论文篇均被引频次、高被引论文数量和高被引论文比例评价全球、美国、中国及印度主要机构在医疗人工智能领域的基础研究实力[③]。

全球医疗人工智能领域基础研究领先机构主要是知名的工科院校/研究所，哈佛大学、伦敦大学和斯坦福大学等高校占据主导地位。全球医疗人工智能领域论文数量排名全球前 10 位的机构分别是加州大学、哈佛大学、中国科学院、得克萨斯大学、伦敦大学、法国国家科研中心、NIH、斯坦福大学、法国国家健康与医学研究院和印度理工学院，论文数量均超过 350 篇。上述机构中，综合评价以哈佛大学、伦敦大学和斯坦福大学研究质量最为突出，篇均被引频次分别达 38.0 次、32.4 次和 24.7 次，高被引论文数量分别为 26 篇、13 篇和 11 篇，高被引论文比例分别达 3.4%、2.5% 和 2.8%。

---

① 池慧. 中国医疗器械创新力发展报告[M]. 北京：科学出版社，2018.

② 池慧. 中国组织工程与再生医学创新力发展报告[M]. 北京：科学出版社，2019.

③ 受制于 WOS 数据库分析时段设置，用于研究机构分析的论文集仅覆盖 2008~2018 年，检索日期为 2019 年 5 月 8 日。

美国研究机构基础研究规模大质量高且顶尖研究成果多，领先优势明显；中国开展该领域研究的机构众多、顶尖成果分散，中国科学院基于规模优势跻身全球第三位，但研究质量方面未见中国院校跻身全球前列；印度机构基础研究规模小且质量低，规模相对突出的印度理工学院顶尖成果缺乏。美国研究规模排名前 10 位的机构全部进入全球前 15 位，篇均被引频次高达 24.6 次，高被引论文数平均多达 10 篇，其中哈佛大学篇均被引频次高达 38.0 次，高被引论文数量多达 26 篇，两个指标均居全球首位。中国研究规模排名前 10 位的机构中中国科学院（600 篇）排名全球第三位，上海交通大学（282 篇）排名全球第 18 位，另有 7 家机构处于第 20～100 位，1 家机构在 100 位之外；上述 10 家机构的篇均被引频次为 7.1 次，9 家有高被引论文产出，但仅中国科学院和华中科技大学超过 5 篇；中国在该领域的论文总量仅次于美国，但各个机构论文数量排名并不靠前，呈现出开展机构众多、成果分散的特点。印度研究规模排名前 10 位的机构中印度理工学院排名全球第 10 位，安那大学排名全球第 56 位，其余 8 家机构均处于第 100 位之后；上述 10 家机构的篇均被引频次为 6.3 次，多达 6 家机构无高被引论文产出。

1. 全球医疗人工智能领域基础研究领先机构主要是知名的工科院校/研究所，哈佛大学、伦敦大学和斯坦福大学等高校占据主导地位

如表 2-3 所示，全球医疗人工智能领域基础研究规模排名全球前 10 位的机构分别是加州大学、哈佛大学、中国科学院、得克萨斯大学、伦敦大学、法国国家科研中心、NIH、斯坦福大学、法国国家健康与医学研究院及印度理工学院。这 10 家机构近 10 年发表的医疗人工智能领域论文数量均

表 2-3 医疗人工智能领域论文数量排名全球前 10 位机构的综合发文情况（2008～2018 年）

机构名称	论文总量			篇均被引频次		高被引论文数量		高被引论文比例	
	国家	数量/篇	排名	频次/次	排名	数量/篇	排名	占比/%	排名
加州大学	美国	947	1	24.6	5	14	2	1.5	6
哈佛大学	美国	768	2	38.0	1	26	1	3.4	1
中国科学院	中国	600	3	9.4	9	8	6	1.3	8
得克萨斯大学	美国	535	4	19.9	6	8	6	1.5	6
伦敦大学	英国	528	5	32.4	2	13	3	2.5	3
法国国家科研中心	法国	457	6	17.3	8	6	8	1.3	8
NIH	美国	401	7	26.6	3	9	5	2.2	4
斯坦福大学	美国	398	8	24.7	4	11	4	2.8	2
法国国家健康与医学研究院	法国	385	9	19.9	6	8	6	1.6	5
印度理工学院	印度	378	10	7.2	10	0	10	0.0	10
均值	—	539.7		22.0	—	10.1		1.8	

注：受制于 WOS 数据库分析时段设置，仅覆盖 2008～2018 年发表的论文；受制于检索时间（2019 年 5 月 8 日）且数据库收录存在延迟，2018 年数据不全

超过 350 篇，篇均被引频次达 22.0 次，其中平均有 1.8%为高被引论文。在全球前 10 位机构中，哈佛大学、伦敦大学、斯坦福大学研究质量最为突出，篇均被引频次分别达 38.0 次、32.4 次和 24.7 次，高被引论文比例分别达 3.4%、2.5%和 2.8%。从国别来看，全球前 10 位机构半数在美国，2 家在法国、分别有 1 家在中国、英国、印度。

加州大学在医疗人工智能领域的基础研究规模最大，近 10 年共发表论文 947 篇，篇均被引频次为 24.6 次，高被引论文 14 篇。加州大学拥有多达 10 所分校，实力较强的有旧金山分校放射肿瘤系的 Valdes Gilmer 团队（基于人工智能的肿瘤诊疗）、旧金山分校巴卡尔计算健康科学研究所的 Glicksberg Benjamin 团队（医学大数据挖掘模型）、圣地亚哥分校生物医学信息学系的 Jiang Xiaoqian 团队（人工智能疾病预测模型）等。此外，该校在 3D 脑图像分割、采用贝叶斯学习算法实现胎儿心电图非侵入性无线监测、智能电子健康平台、晚期肝纤维化的宏基因组特征、采用深度学习算法模拟细胞结构和功能、采用深度学习模型预测阿尔茨海默病等方面取得了顶尖成果[1]。

哈佛大学在医疗人工智能领域基础研究实力最为突出，研究规模大、成果质量高且顶尖成果众多，近 10 年共发表论文 768 篇，篇均被引频次高达 38.0 次，高被引论文数量多达 26 篇。哈佛大学实力较强的有麻省总医院的 Karhade Aditya 和 Schwab Joseph 团队（基于人工智能的疾病预测研究）、Dana-Farber 癌症研究所的 Aerts Hugo 团队（基于人工智能的疾病预测研究）、生物统计系的 Cai Tianxi 团队（医学大数据挖掘模型）等。此外，该校在帕金森病患者可穿戴式传感器、定量放射性生物标志物的机器学习方法、疾病图像定量解读、放射组学图像特征提取、基于深度学习的吸烟者疾病分期和预后预测、肠道炎症性疾病的肠道微生物组结构研究、抗抑郁药治疗反应的个体化预测等方面取得了顶尖成果。

中国科学院得益于研究分院众多，在医疗人工智能领域的基础研究规模排名全球第三位，成为进入全球前 10 位的唯一中国机构，近 10 年共发表论文 600 篇，篇均被引频次为 9.4 次，高被引论文 8 篇。中国科学院实力较强的是新疆理化技术研究所的尤著宏团队（高通量数据分析、microRNA 与疾病关系预测等）。此外，中国科学院在药物—靶标相互作用预测、心力衰竭风险预测、基于放射组学模型的多形性胶质母细胞瘤存活率预测、大肠癌基因表达特征等方面取得了顶尖成果。

得克萨斯大学在医疗人工智能领域的基础研究规模排名全球第 4 位，近 10 年共发表论文 535 篇，篇均被引频次为 19.9 次，高被引论文 8 篇。得克萨斯大学研究实力较强的有休斯敦健康科学中心生物医学信息学院的 Xu Hua 和 Tao Cui 团队（数据模型构建）、达拉斯分校人类语言技术研究所的 Harabagiu Sanda 团队（自然语言处理）等。此外，得克萨斯大学在结直肠癌生物标志物、图像配准和融合算法、膀胱癌的标志性免疫组化标志物研究等方面取得了顶尖成果。

---

[1] 作为通讯作者发表高被引论文。

伦敦大学在医疗人工智能领域的基础研究规模排名全球第 5 位，近 10 年共发表论文 528 篇，篇均被引频次高达 32.4 次，高被引论文 13 篇。伦敦大学研究实力较强的有伦敦大学学院医学影像计算中心的 Ourselin Sebastien 团队（医学影像的数据挖掘模型）、伦敦国王学院精神病学研究所的 Mecocci Patrizia 和 Soininen Hilkka 团队（阿尔茨海默病的早期诊断和预测）等。此外，伦敦大学在视网膜疾病的智能诊断和转诊、大脑图像分割、乳腺癌预测等方面取得了顶尖成果。

法国国家科研中心（CNRS）在医疗人工智能领域的基础研究规模排名全球第 6 位，近 10 年共发表论文 457 篇，篇均被引频次为 17.3 次，高被引论文 6 篇。该机构成立于 1939 年，是法国最大的科学技术研究机构，隶属于法国高等教育、研究与创新部。CNRS 类似中国科学院，由分布于不同地点的众多研究所组成，单个研究所规模较小，但综合规模优势明显。该机构在基于 MRI 图像的阿尔茨海默病患者分类、超声图像处理技术等方面取得了顶尖成果。

NIH 在医疗人工智能领域的基础研究规模排名全球第 7 位，近 10 年共发表论文 401 篇，篇均被引频次为 26.6 次，高被引论文 9 篇。该机构成立于 1887 年，是美国主要的医学与行为学研究机构，下辖 27 个研究所，其创办的美国国立生物技术信息中心在医疗人工智能领域研究实力相对较强。NIH 在阿尔茨海默病的靶向代谢组学研究、基于卷积神经网络的计算机辅助检测、影像学检查结果的深度学习算法、早期肝细胞癌的复发预测等方面取得了顶尖成果。

斯坦福大学在医疗人工智能领域基础研究实力较强，近 10 年共发表论文 398 篇，篇均被引频次为 24.7 次，高被引论文 11 篇。该校是一所传统的计算机科学强校，于 2019 年 3 月成立了人工智能研究院。在医疗人工智能领域，该校研究实力较强的有生物医学信息学研究中心的 Shah Nigam 团队（生物信息学数据挖掘模型）、医学院放射系的 Rubin Daniel 和 Langlotz Curtis 团队（基于医学图像的疾病预测模型）、生物工程系的 Altman Russ 团队（医学大数据的数据挖掘模型）等。此外，该校在基于深度神经网络的皮肤癌分类、自闭症儿童症状严重程度分类与预测、基于深度学习的糖尿病性视网膜病自动识别、基于卷积神经网络的头颈 CT 图像分割、基于手机应用采集生活方式数据、儿童骨龄机器学习、隐马尔可夫模型在基因捕获中的应用等方面取得了顶尖成果。

法国国家健康与医学研究院（INSERM）在医疗人工智能领域的基础研究规模排名全球第 9 位，近 10 年共发表论文 385 篇，篇均被引频次为 19.9 次，高被引论文 6 篇。该机构成立于 1964 年，是法国医学领域最重要的公共研究机构，专门从事医学与健康领域的研究，由法国卫生部和研究部共同管理。与法国国家科研中心类似，法国国家健康与医学研究院由多个研究所组成，研究成果分散在众多院所中。

印度理工学院在医疗人工智能领域的基础研究规模排名全球第 10 位，近 10 年共发表论文 378

篇，篇均被引频次为 7.2 次，无高被引论文产出。该机构是印度最顶尖的工程教育与研究机构，在全国不同城市有 7 个校区，培养了众多 IT 人才。该校学术规模跻身全球前 10 位，但学术影响力还有较大提升空间。

2. 美国研究机构基础研究规模大、质量高且顶尖研究成果多，领先优势明显，以哈佛大学最为突出

从医疗人工智能领域基础研究规模来看，美国排名前 10 位机构全部进入全球前 15 位。如表 2-4 所示，2008～2018 年，在医疗人工智能领域论文数量排名美国前 10 位的机构中，有 5 家机构进入全球前 10 位，其中加州大学（947 篇）和哈佛大学（768 篇）分别排名全球首位和第二位；另外 5 家机构虽未进入全球前 10 位，但与全球第 10 位（378 篇）的论文数量差距并不大，均超过 340 篇，分别排名全球第 11～15 位。

从医疗人工智能领域基础研究质量来看，美国机构的平均研究质量和顶尖成果均具有明显领先优势，以哈佛大学最为突出。从平均研究质量来看，美国 10 家机构的篇均被引频次高达 24.6 次，相当于每篇论文平均被引用近 25 次，学术影响力较大。从顶尖研究成果来看，美国 10 家机构产出高被引论文数平均多达近 10 篇。美国 10 家机构中尤以哈佛大学最为突出，其篇均被引频次高达 38.0 次，高被引论文数量多达 26 篇，两个指标均居首位。

表 2-4　医疗人工智能领域论文数量排名美国前 10 位机构的综合发文情况（2008～2018 年）

机构名称	论文总量			篇均被引频次		高被引论文数量	
	数量/篇	本国排名	全球排名	频次/次	本国排名	数量/篇	本国排名
加州大学	947	1	1	24.6	6	14	2
哈佛大学	768	2	2	38.0	1	26	1
得克萨斯大学	535	3	4	19.9	9	8	7
NIH	401	4	7	26.6	3	9	5
斯坦福大学	398	5	8	24.7	5	11	3
约翰斯·霍普金斯大学	378	6	11	22.8	7	10	4
宾夕法尼亚大学	369	7	12	26.1	4	5	8
宾夕法尼亚联邦高等教育系统	366	8	13	21.8	8	3	10
佛罗里达州立大学	355	9	14	14.8	10	4	9
北卡罗来纳大学	341	10	15	26.8	2	9	5
均值	485.8	—	—	24.6	—	9.9	—

注：受制于 WOS 数据库分析时段设置，仅覆盖 2008～2018 年发表的论文；受制于检索时间（2019 年 5 月 8 日）且数据库收录存在延迟，2018 年数据不全

3. 中国该领域研究机构众多、顶尖成果分散，中国科学院基于规模优势跻身全球第 3 位，但研究质量方面未见中国院校跻身全球前列

中国虽少有机构跻身全球前列，但总体研究规模并不小，呈现开展机构众多、成果分散的特点，这与各家机构均为基于原有方向开展人工智能化研究有关。如表 2-5 所示，2008～2018 年，仅中国科学院一家中国机构的论文数量（600 篇）进入全球前 10 位（第 3 位），上海交通大学（282 篇）进入全球前 20 位（第 18 位），浙江大学、清华大学、哈尔滨工业大学、东北大学、华中科技大学、中山大学和吉林大学处于第 20～100 位，均有超过 100 篇论文产出。中国在该领域的论文总量仅次于美国，但各个机构论文数量排名并不靠前，究其原因，主要是因为各家机构均基于原有方向开展人工智能化研究，呈现出开展机构众多、成果分散的特点。

中国机构的基础研究成果虽然平均质量不及美国，但大多有顶尖成果产出，这同样印证了研究机构多、成果分散这一判断。2008～2018 年，中国发文数量排名前 10 位机构的篇均被引频次平均为 7.1 次，无一家机构超过 10 次，与全球前 10 位机构（22.0 次）和美国前 10 位机构（24.6 次）的平均水平差距明显，这反映出中国机构在该领域的平均研究质量偏低。不过，中国排名前 10 位机构大多有高被引论文产出，平均每家机构 2.8 篇，中国科学院多达 8 篇，华中科技大学 6 篇，浙江大学和中山大学分别 4 篇，其他机构也大多有高被引论文产出。

表 2-5　医疗人工智能领域论文数量排名中国前 10 位机构的综合发文情况（2008～2018 年）

机构名称	论文总量			篇均被引频次		高被引论文数量	
	数量/篇	本国排名	全球排名	频次/次	本国排名	数量/篇	本国排名
中国科学院	600	1	3	9.4	1	8	1
上海交通大学	282	2	18	8.2	2	1	6
浙江大学	237	3	32	6.4	3	4	3
清华大学	219	4	39	6.9	4	4	3
哈尔滨工业大学	162	5	67	5.9	5	1	6
东北大学	156	6	74	2.8	5	1	6
华中科技大学	147	7	80	7.4	7	6	2
中山大学	133	8	95	8.8	8	4	3
吉林大学	132	9	97	7.4	9	0	10
北京大学	129	10	103	8.0	10	1	6
均值	219.7	—	—	7.1	—	2.8	—

注：受制于 WOS 数据库分析时段设置，仅覆盖 2008～2018 年发表的论文；受制于检索时间（2019 年 5 月 8 日）且数据库收录存在延迟，2018 年数据不全

4. 印度机构基础研究规模小且质量低，规模相对突出的印度理工学院顶尖成果缺乏

印度很少有机构在医疗人工智能领域的基础研究规模进入全球前列，仅印度理工学院进入全球前 10 位。 2008～2018 年，在医疗人工智能领域论文数量排名印度前 10 位的机构中，仅印度理工学院一家机构进入全球前 10 位，另有安那大学一家机构进入全球前 100 位，其他 8 家机构均位于全球 100 位之后。

印度机构在医疗人工智能领域的基础研究质量低，少有顶尖成果产出，规模相对突出的印度理工学院同样缺乏顶尖成果。 如表 2-6 所示，2008～2018 年，印度发文数量排名前 10 位机构的篇均被引频次平均为 6.3 次，与全球前 10 位机构（22.0 次）和美国前 10 位机构（24.6 次）的平均水平差距明显，这反映出印度机构在该领域的平均研究质量偏低。印度排名前 10 位机构中，多达 6 家机构并无高被引论文产出，另外 4 家有高被引论文产出的机构中，有 2 家仅分别产出 1 篇。

表 2-6　医疗人工智能领域论文数量排名印度前 10 位机构的综合发文情况（2008～2018 年）

机构名称	论文总量			篇均被引频次		高被引论文数量	
	数量/篇	本国排名	全球排名	频次/次	本国排名	数量/篇	本国排名
印度理工学院	378	1	10	7.2	4	0	4
安那大学	173	2	56	3.3	7	0	4
韦洛尔科技大学	115	3	124	3.6	6	5	1
阿米提大学	100	4	150	1.6	9	0	4
甘露大学	92	5	174	1.6	9	0	4
贾达普大学	87	6	195	7.2	4	1	3
马尼帕尔大学	64	7	302	9.4	3	1	3
浦那工程学院	59	8	327	1.9	8	0	4
印度科学与工业研究委员会	51	9	398	15.7	1	0	4
印度统计研究所	50	10	410	11.7	2	2	2
均值	116.9	—		6.3		0.9	—

注：受制于 WOS 数据库分析时段设置，仅覆盖 2008～2018 年发表的论文；受制于检索时间（2019 年 5 月 8 日）且数据库收录存在延迟，2018 年数据不全

（四）研究热点

医疗人工智能领域的发展依赖于标准化大数据的积累、大规模并行计算技术的突破，以及深度学习算法的发展，涉及计算机科学、工程学、放射核医学、医学情报学、数学、图像处理技术、光学、通信技术、生物化学、分子生物学等多个领域。各国在上述学科方面的研究基础不同，因而在医疗人工智能领域的研究热点也有所不同。本部分以近 5 年发表的医疗人工智能领域科技论文共计 22

982 篇为分析集，对论文集合中的高频关键词进行聚类分析，识别全球、美国、中国和印度在医疗人工智能领域的研究热点①。

全球医疗人工智能领域基础研究集中在医学图像处理、医学大数据的采集与挖掘、基于基因和生物标志物的癌症及其他重大疾病预测、认知障碍的早期诊断与预测 4 个方向。在"医学图像处理"和"医学大数据的采集与挖掘"两个方向，美国主要开展模型构建研究，印度与其形成互补，在 IT 实现方面产出较多，可能与其长期承接美国的 IT 外包服务有关；中国得益于中低端大型影像产品的国产替代，在"医学图像处理"方向实现了模型构建和 IT 实现两方面并进，但可能受制于健康医疗登记系统建设相对滞后，在"医学大数据的采集与挖掘"的模型构建方面呈现出不足。"基于基因和生物标志物的癌症及其他重大疾病预测"和"认知障碍的早期诊断与预测"两个方向尚处模型构建阶段，美中两国均有较多产出。

1. 全球医疗人工智能领域基础研究集中在医学图像处理、医学大数据的采集与挖掘、基于基因和生物标志物的癌症及其他重大疾病预测、认知障碍的早期诊断与预测 4 个方向

从图 2-6 可见，2015～2019 年，全球医疗人工智能领域的基础研究主要集中在如下 4 个方向：①医学图像转换、配准、分割、重建和降噪等图像处理技术，代表性关键词包括断层扫描、图像分割、转换、追踪、模拟、配准等；②医学大数据的采集与挖掘，代表性关键词包括数据挖掘、大数据、死亡率、流行病学、患病率、医疗保健、糖尿病、心血管疾病等；③基于基因及生物标志物的癌症及其他重大疾病的发病、治疗反应和预后预测，代表性关键词包括癌症、生物标志物、表达、基因、发现、预后等；④阿尔茨海默病等认知障碍的早期诊断与预测，代表性关键词包括阿尔茨海默病、认知损伤、痴呆、大脑等。

2. 美国集中于开展模型构建研究，在"医学图像处理"和"医学大数据的采集与挖掘"两个方向上将 IT 实现委托给印度，在"基于基因和生物标志物的癌症及其他重大疾病预测"和"认知障碍的早期诊断与预测"两个方向处于模型构建阶段

美国是全球领先的医学科技强国，在疾病的发病机制、诊断、治疗和预后等方面有坚实的研究基础，加之其有相对完善的健康医疗信息登记系统提供了丰富的数据资源，因而在医疗人工智能领域模型构建方面优势明显（图 2-7）。

在"医学图像处理"方向，美国倾向于开展模型构建研究，将 IT 实现委托给印度。宾夕法尼亚

---

① 用于研究热点分析的论文集合覆盖 2015～2019 年的数据，其目的是展示最近几年的现状。数据检索日期为 2019 年 5 月 8 日。

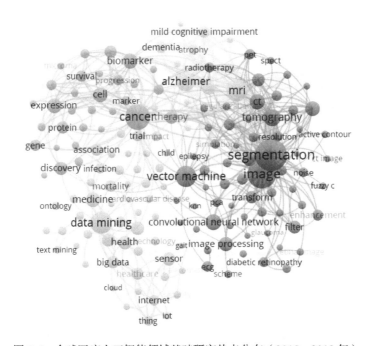

图 2-6　全球医疗人工智能领域基础研究热点分布（2015～2019 年）

受制于检索时间（2019 年 5 月 8 日）且数据库收录存在延迟，2018 年和 2019 年数据不全；选择词频≥70 且相关系数
排名前 60% 的 163 个关键词做聚类分析，不同颜色代表不同类别

大学佩雷尔曼医学院生物医学影像计算与分析中心、凯斯西储大学生物医学工程系、北卡罗来纳大学教堂山分校影像分析及信息中心、斯坦福大学医学院放射系等机构在这一方向研究较多。

在"医学大数据的采集与挖掘"方向，美国同样倾向于开展模型构建研究，将 IT 实现委托给印度。哈佛大学生物统计系、得克萨斯大学休斯敦健康科学中心生物医学信息学院、斯坦福大学生物医学信息学研究中心、宾夕法尼亚大学佩雷尔曼医学院生物统计与流行病系、爱达荷州立大学电气工程系、佛罗里达大学健康与生物医学信息学系、加州大学旧金山分校巴卡尔计算健康科学研究所等机构在这一方向研究较多。

在"基于基因和生物标志物的癌症及其他重大疾病预测"方向，全球尚处于模型构建阶段，距离实际应用尚有一段距离，医学科技最为发达的美国在这一方向研究成果较多。美国的加州大学旧金山分校放射肿瘤系、加州大学圣地亚哥分校生物医学信息学系、麻省总医院、哈佛大学 Dana-Farber 癌症研究所、斯坦福大学生物工程系等机构在这一方向研究较多。

在"认知障碍的早期诊断与预测"方向，全球同样尚处于模型构建阶段，距离实际应用尚有一段距离，医学科技最为发达的美国在这一方向研究成果较多。北卡罗来纳大学教堂山分校影像分析及信息中心、南加州大学马克和玛丽史蒂文斯神经成像与信息学研究所成像遗传学中心、约翰斯·霍普金斯大学电气与计算机工程系、得克萨斯大学达拉斯分校人类语言技术研究所、梅奥诊所放射科、加州大学 VA 医学中心放射科等机构在这一方向研究较多。

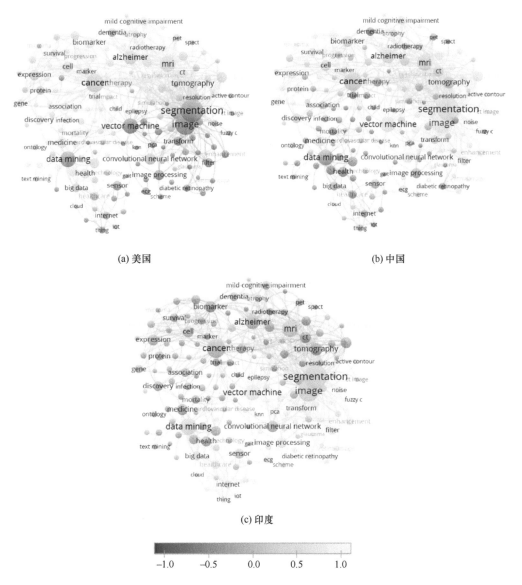

(a) 美国　　　　　　　　　　　　　(b) 中国

(c) 印度

图 2-7　美国、中国和印度在医疗人工智能领域的基础研究热点分布（2015～2019 年）

受制于检索时间（2019 年 5 月 8 日）且数据库收录存在延迟，2018 年和 2019 年数据不全；选择词频≥70 且相关系数排名前 60% 的 163 个关键词做聚类分析；由蓝色至黄色渐变，颜色越黄代表该国开展研究越多

3. 中国在"医学图像处理"方向实现了模型构建和 IT 实现两方面并进，在"基于基因和生物标志物的癌症及其他重大疾病预测"和"认知障碍的早期诊断与预测"两个方向与美国同步开展模型构建研究，但在"医学大数据的采集与挖掘"方向模型构建较为薄弱，可能与健康医疗登记系统建设相对落后从而导致数据规范性不足有关

在"医学图像处理"方向，中国得益于中低端大型影像产品的国产替代，实现了模型构建和 IT 实现两方面并进。中山大学中山眼科中心眼科学国家重点实验室、复旦大学上海市医学图像处理与

计算机辅助手术重点实验室、上海交通大学图像处理与模式识别研究所、山东师范大学山东省医学物理图像处理技术重点实验室等机构在这一方向研究较多。

在"医学大数据的采集与挖掘"方向，中国开展研究相对较少，模型构建较为薄弱，这可能与健康医疗登记系统建设相对落后，数据规范性差有关。中国已有部分学者在这一方向做出努力，如哈尔滨工业大学深圳研究生院智能计算研究中心汤步洲副教授已经发表了多篇有关临床医学文本信息提取的文章。随着健康一卡通和区域卫生信息化建设进展，中国在这一方向或将有更多突破。

在"基于基因和生物标志物的癌症及其他重大疾病预测"方向，中国与美国同步，开展模型构建研究，距离实际应用尚有一段距离。中国科学院新疆理化技术研究所、浙江大学生物医学工程与仪器科学学院、清华大学生物信息学教育部重点实验室、东北大学中荷生物医学与信息工程学院、吉林大学符号计算与知识工程教育部重点实验室、北京大学基础医学院医学信息学系、四川大学化学学院、电子科技大学生命科学与技术学院神经信息教育部重点实验室、电子科技大学基础与前沿研究院等机构在这一方向研究较多。

在"认知障碍的早期诊断与预测"方向，中国与美国同步，开展模型构建研究，距离实际应用尚有一段距离。上海交通大学生物医学工程学院 Med-X 研究院、上海交通大学电子信息与电气工程学院仪器科学与工程系、东北大学计算机科学与工程学院、中国科学院动物模型与人类疾病机理重点实验室、首都医科大学生物医学工程学院、复旦大学附属华山医院 PET 中心等在这一方向研究较多。

4. 印度在"基于基因和生物标志物的癌症及其他重大疾病预测"和"认知障碍的早期诊断与预测"两个方向参与研究较少，在"医学图像处理"和"医学大数据的采集与挖掘"两个方向上与美国形成互补，在 IT 实现方面产出较多，可能与其长期承接美国的 IT 外包服务有关

印度在"医学图像处理"和"医学大数据的采集与挖掘"两个方向上开展了较多 IT 实现研究，如医学图像分割、降噪、配准及转换研究，以及数据挖掘研究等。全球范围内，这两个方向发展得相对成熟，印度借助人力成本优势承接了美国大量 IT 外包业务，在美国带动下推动应用转化。印度的研究成果较为分散，没有非常突出的研究团队，并且有印度学者署名的所有高被引论文的通讯作者均来自其他国家，由此推断，印度主要是在美国带动下开展医疗人工智能 IT 实现研究。

印度在"基于基因和生物标志物的癌症及其他重大疾病预测"和"认知障碍的早期诊断与预测"两个方向参与较少，因为这两个方向尚处于模型构建阶段，距离应用转化尚有一段距离。印度医学科技创新力较弱、医学基础研究积累尚少，在医学科技领域尚不具备独立创新能力，很少开展模型构建研究。

三、技术开发态势

专利是技术创新的重要方式和必要资源，其产出在不少国家和地区都被作为技术创新活动的重要标志，在不同层面上反映技术创新活动的状况与水平。专利文献包含了丰富的技术信息，发明专利授权更能体现一个国家/地区作为技术发源地的创新实力。

本研究基于专利数据库（检索时间为 2019 年 5 月 8 日），从技术开发规模及趋势、潜在市场价值成果、高质量成果、技术开发热点等角度揭示领先国家（技术发源地、目标市场）、领先技术开发机构及主要发明人在全球医疗人工智能领域技术开发中的创新力。通过全球专利申请的数量及增速[①]揭示技术开发规模及趋势，通过三方专利申请[②]揭示潜在市场价值成果，通过发明专利申请与授权揭示高质量成果，通过国际专利分类号分析揭示技术开发热点，通过专利申请人所在区域揭示技术发源地，通过受理机构分析揭示目标市场。

对于全球医疗人工智能领域的技术开发态势，通过国际比较和中国、美国（领先国家）对比分析，我们做出以下判断。

一是全球医疗人工智能领域技术开发活跃，已积累了一定规模的潜在市场价值成果和高质量成果，技术创新能力持续提升。

二是中美两国是全球医疗人工智能领域主要技术发源地，中国技术开发规模最大且增速最快，美国在医疗人工智能领域技术开发的潜在市场价值比中国高。印度受制于互联网基础设施、IT 技术普及度等，未成为全球医疗人工智能领域主要技术发源地。

三是中美两国是全球医疗人工智能领域最受关注的目标市场。中国市场以本国专利权人为主，仅两成为国外专利权人；美国市场以本国专利权人为主，近四成为国外专利权人。日本市场和欧洲市场也受到普遍关注，印度市场吸引力较弱。

四是全球医疗人工智能领域技术开发热点主要集中在医学图像辅助诊断技术、医疗大数据采集与挖掘技术、生物标志物与基因检测技术、用于疾病监测与健康管理的信息技术、药械等疾病治疗技术 5 个方向。美国技术开发热点与全球一致，中国在"生物标志物与基因检测技术"方向未见相关技术开发成果。

---

① 受制于专利申请到公开有 18 个月的滞后期，数据分析时，专利申请、年复合增长率未纳入 2018 年和 2019 年的数据。由于发明专利自申请至授权的周期漫长（大多需要 3~5 年），发明专利授权未纳入 2017 年、2018 年和 2019 年的数据。

② 本研究的三方专利（triadic patent families）引用经济合作与发展组织（Organization for Economic Co-operation and Development, OECD）的定义，即同时向美国专利及商标局（United States Patent and Trademark Office, USPTO）、欧洲专利局（European Patent Office, EPO）和日本特许厅（Japan Patent Office, JPO）均提出申请的同一组专利。由于不同国家统计的发明专利数据具有不同程度的"本土优势"，这样在进行国际比较时就存在较大的不可比性，而三方专利很大程度上能消除这种不可比性。又由于三方专利在地理上囊括了美国、日本、欧洲这三个世界上科技水平和创新活力最高的国家/地区，同时在这三个国家/地区申请专利的费用昂贵，因此三方专利通常被认为具有较高的科技含量和经济价值。

五是全球医疗人工智能领域技术开发领先机构为国际医疗器械行业巨头——飞利浦公司、西门子公司和通用电气公司三大跨国公司。飞利浦公司和西门子公司在医学图像辅助诊断技术、医疗大数据采集与挖掘技术、用于疾病监测与健康管理的信息技术、药械等疾病治疗技术 4 个方向均有技术布局；此外，"生物标志物与基因检测技术"也是飞利浦公司的技术开发热点。通用电气公司聚焦于"医学图像辅助诊断技术"。美国加州大学、韩国科学技术院、韩国延世大学及中国多所高校跻身前列。中国在医疗人工智能领域技术创新中发挥主导作用的依然是高校，企业已开始崭露头角，但创新能力相对高校仍然较弱，技术创新能力有待提高。平安医保科技、上海联影医疗科技有限公司（简称上海联影医疗）、浙江大学、西安电子科技大学、清华大学、北京工业大学、复旦大学、华南理工大学等已有一定的技术积累，高校和企业在医疗人工智能领域的技术开发热点上稍有差异。

六是全球医疗人工智能领域排名前三位的发明人是 Comaniciu Dorin、Georgescu Bogdan 和 Zhou Shaohua Kevin，均来自西门子公司。排名靠前的中国发明人有西安电子科技大学的焦李成、侯彪和马文萍，深圳先进技术研究院的王磊，平安医保科技的陈明东、黄越和胥畅，上海联影医疗的李强等。

（一）全球技术开发概况

全球医疗人工智能领域技术开发活跃，已积累了一定数量的高技术含量和潜在市场价值的成果，技术创新能力持续提升。该领域同族专利①申请共 18 138 组，近 10 年复合增长率为 18.4%；其中绝大多数为发明专利申请（15 611 组，86.1%），且有超过三成（5043 组，32.3%）获得授权；三方专利申请 903 组，占该领域专利申请数量的 5.0%。

1. 全球医疗人工智能领域技术开发活跃且呈现逐年增长的趋势

全球医疗人工智能领域技术开发活跃，规模大且增速快。全球医疗人工智能共有专利申请 31 756 件，有 18 138 组同族专利，专利申请活跃，近 10 年复合增长率为 18.4%，呈现逐年增长的趋势。专利申请数量是指专利机构受理技术发明申请专利的数量，反映技术发展活动是否活跃，以及发明人是否有谋求专利保护的积极性。专利申请数量越多，表示相关领域的创新能力越高，越有活力。

专利是技术研发重要的成果表现形式，专利申请是为了有效保护发明创造成果，独占市场。一方面，人工智能领域最初聚焦于机器学习、算法改进等本领域自身发展，20 世纪 90 年代中期，新

---

① 同族专利是指具有共同优先权的在不同国家或国际专利组织多次申请、多次公布或批准的内容相同或基本相同的一组专利文献。

的数据分析方法开始引入人工智能领域，人工智能进入第三个发展阶段，尤其是在 2006 年深度学习算法提出之后，在健康医疗、交通运输、金融、教育等领域得到飞速推进。另一方面，截至检索日期 2019 年 5 月 8 日，全球医疗人工智能领域共有专利申请 31 756 件，有 18 138 组同族专利，其中 1999～2019 年有 17 529 组（占 96.6%）。因此本报告选择全球医疗人工智能领域 1999～2019 年的专利数据分析技术开发态势足以代表该领域的发展态势。

2009～2019 年有专利申请 13 692 组（占 75.5%），超过 3/4，近 20 年（1999～2018 年）全球专利申请量的年度分布如图 3-1 所示。由于人工智能领域在 20 世纪 90 年代中期后的第三次发展，促进了人工智能在众多领域的应用，推动了医疗人工智能的技术发展。该领域全球专利申请量呈现逐年增长的趋势，专利申请以近 10 年为主，近 10 年复合增长率为 18.4%，增长势头明显，由 1999 年的 132 组增长到 2018 年的 2678 组，专利申请持续活跃。

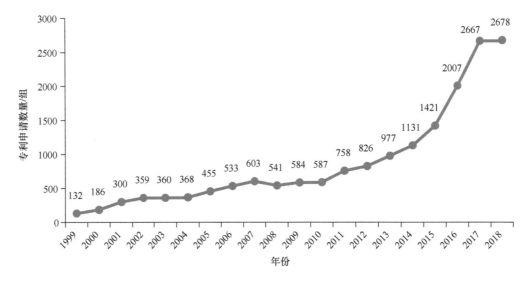

图 3-1　全球医疗人工智能领域专利申请量年度分布（1999～2018 年）

由于专利申请到公开有 18 个月的滞后期，因此未纳入 2019 年的数据

检索日期为 2019 年 5 月 8 日

2. 全球医疗人工智能领域已积累一定规模的潜在市场价值成果且呈现较好的增长态势

全球医疗人工智能领域技术开发规模大，已积累一定规模的潜在市场价值成果且呈现较好的增长态势，创新能力持续提升。全球医疗人工智能领域共有三方专利申请 903 组，占该领域全球同族专利申请量的 5.0%，三方专利申请呈现较好的增长态势。三方专利在地理上囊括了美国、日本、欧洲这三个世界上科技水平和创新活力最高的国家/地区，同时在这三个国家/地区申请专利的费用昂贵，因此三方专利通常被认为具有较高科技含量和经济价值。

三方专利拥有量的规模直接反映了一个国家/地区技术发明的整体水平以及在国际市场上的竞争力，因而也是测度国家竞争力的重要指标。截至检索日期为 2019 年 5 月 8 日，全球医疗人工智能领域共有三方专利申请 903 组，占该领域全球同族专利申请量的 5.0%，1999～2016 年全球三方专利申请量的年度分布如图 3-2 所示，三方专利申请量呈现较好的增长态势。1999～2019 年三方专利申请有 861 组（占 95.3%），该领域超过 90% 的三方专利都是在近 20 年申请的；2009～2019 年有 522 组（占 57.8%），接近 3/5，从 1999 年的 10 组波动增长至 2014 年的峰值（91 组）。此后几年稍有回落，但基本维持在 80 组左右。

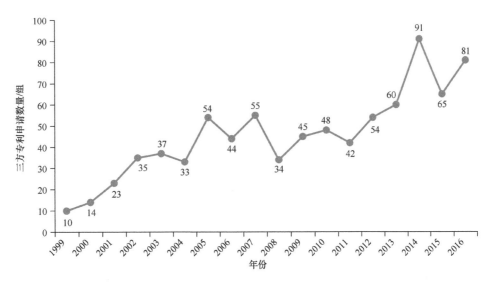

图 3-2　全球医疗人工智能领域三方专利申请量年度分布（1999～2016 年）

由于专利申请到公开有 18 个月的滞后期，因此未纳入 2017 年、2018 年和 2019 年的数据

检索日期为 2019 年 5 月 8 日

3. 全球医疗人工智能领域高质量成果已呈一定规模且逐年增长

全球医疗人工智能领域高质量成果已呈一定规模且逐年增长，该领域科技创新力强且技术进步速度快。全球医疗人工智能领域发明专利申请与授权量均呈现逐年增长的态势，且近 10 年的发展势头更为迅猛。全球医疗人工智能领域共有发明专利申请 24 337 件，有 15 611 组同族专利，超过全球该领域专利申请量的 4/5，近 10 年复合增长率 19.0%，呈现逐年增长的态势。发明专利技术含量高，法律地位相对稳定，是衡量一个国家/地区科技创新能力的重要指标。近 20 年（1999～2018 年）全球发明专利申请量的年度分布如图 3-3 所示，与全球专利申请趋势基本一致，发明专利申请量逐年增长。近 20 年（1999～2019 年）该领域发明专利申请有 15 226 组（占 97.5%），超过 90%；近 10 年（2009～2019 年）有 11 829 组（占 75.8%），超过 3/4，近 10 年复合增长率 19.0%。1999 年发明专利申请 87 组，于 2018 年达到峰值（2327 组）。

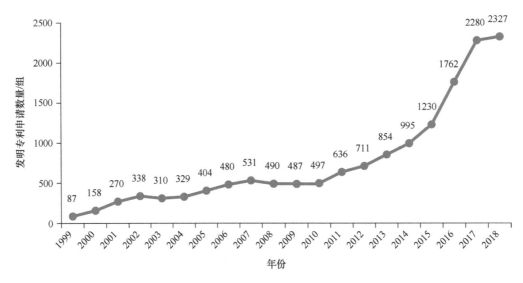

图 3-3　全球医疗人工智能领域发明专利申请量年度分布（1999～2018 年）

由于专利申请到公开有 18 个月的滞后期，因此未纳入 2019 年的数据

检索日期为 2019 年 5 月 8 日

全球医疗人工智能领域共有发明专利授权 6490 件，有 5043 组同族专利，接近 1/3 的发明专利申请得到授权，近 10 年复合增长率 5.4%，发明专利授权量逐年增长。并不是每个专利申请都能得到授权，尤其是发明专利，审查特别严格，发明专利的总体授权率还不到一半。发明专利是初步的发明设计方案，发明专利授权是已经获得了知识产权部门的授权，拿到了授权通知书，就相当于这个技术已经成为发明专利了。发明专利授权不仅表明专利权人获得了其发明技术的排他性产权，也意味着其发明技术转变为受法律保护的无形资产和竞争优势。专利授权信息能反映各个国家/地区或不同专利权人在不同技术领域所持有的专利权状况，进而能揭示专利权人凭借专利权对不同技术领域的控制状况。

全球医疗人工智能领域共有发明专利授权 6490 件，有 5043 组同族专利，占该领域全球发明申请量的 32.3%，近 20 年（1999～2016 年）全球发明专利授权量的年度分布如图 3-4 所示，呈现逐年增长的态势。1999～2019 年有发明专利授权 4792 组（占 95.0%），超过 90%，2009～2019 年有 3263 组（占 64.7%），超过 3/5，近 10 年复合增长率 5.4%，每年授权量维持在 300 组左右。1999 年发明专利授权量只有 62 组，于 2015 年达到峰值（441 组）。

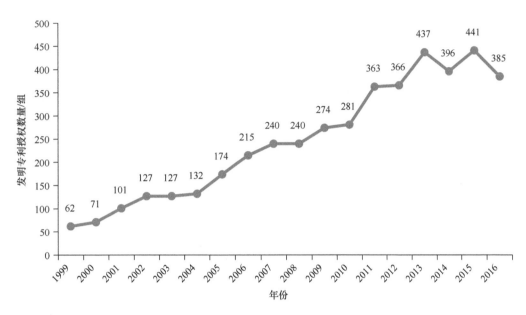

图 3-4　全球医疗人工智能领域发明专利授权量年度分布（1999～2016 年）

发明专利自申请至授权大多需要 3～5 年的周期，因此未纳入 2017 年、2018 年和 2019 年的数据

检索日期为 2019 年 5 月 8 日

（二）技术发源地

通过对专利申请人所在国家/地区进行分析可以在一定程度上反映专利申请技术发源地。**中美两国是全球医疗人工智能领域主要技术发源地，中国技术开发规模最大且增速最快，美国在医疗人工智能领域技术开发的潜在市场价值比中国高。印度受制于互联网基础设施、IT 技术普及度等，未成为全球医疗人工智能领域主要技术发源地。**

中国虽然在医疗人工智能领域专利申请数量具有一定优势，但全球布局较少，专利申请以国内为主，国际化程度相对不高；美国在该领域的专利则全球布局广泛，具有较高的价值和技术含量。印度虽在基础研究方面有一定积累，但技术开发水平低，远不及中美两国。

全球医疗人工智能领域平均每 3 组专利申请中有 1 组来自中国机构（7018 组，占 38.7%），平均每 5 组申请中有 1 组来自美国机构（4118 组，占 22.70%），中国该领域专利申请数量约是美国的两倍；中国该领域近 10 年复合增长率为 34.2%，美国为 9.9%；全球该领域平均每授权 5 组发明专利中就有 1 组授权给中国（1136 组，占 22.5%），每授权 4 组就有 1 组授权给美国（1377 组，占 27.3%）；中国专利权人获得的发明授权主要来自本国知识产权局（1136 件），极少来自美国专利及商标局（8 件）。印度的技术开发规模在全球排名第 8 位（204 组），但与中国（7018 组）和美国（4118 组）的差距较为显著。

1. 中美两国是全球医疗人工智能领域主要技术发源地，中国技术开发规模最大且增速最快

全球医疗人工智能领域的技术发源地以中国和美国为主，中国是全球第一大技术发源地，技术开发规模大且增速快。 全球医疗人工智能领域专利申请共 31 756 件，有 18 138 组同族专利，专利申请数量排名前 10 位的技术发源地如图 3-5 所示。中国有 7018 组，处于第一位，占全球该领域专利申请总量的 38.7%，接近 2/5，是主要的技术发源地。其次是美国，专利申请数量 4118 组，全球占比 22.7%，超过 1/5。日本排在第三位，专利申请数量 1359 组，全球占比 7.5%。其他技术发源地专利数量均在 1000 组以下，分别是：韩国（966 组）、德国（743 组）、荷兰（421 组）、加拿大（206组）、印度（204 组）、英国（192 组）和俄罗斯（186 组）。

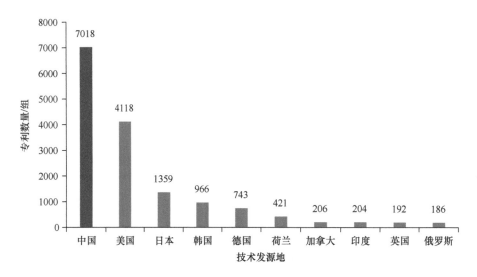

图 3-5　全球医疗人工智能领域排名前 10 位的技术发源地（1999～2019 年）

检索日期为 2019 年 5 月 8 日

中国和美国近 20 年（1999～2017 年）专利申请量的年度分布情况如图 3-6 所示。中国是该领域全球第一大技术发源地。中国从 2009 年开始，专利申请量增长趋势明显，2011 年专利申请量开始超越美国，近 10 年复合增长率为 34.2%，发展速度很快；2016 年专利申请突破 1000 组，达到 1019组，并于 2017 年达到 1485 组。美国是全球第二大专利技术发源地，专利申请数量波动不大，近 10年复合增长率 9.9%，呈现平稳的增长态势，每年的专利申请数量 200 组左右。

2. 美国医疗人工智能领域的技术开发潜在市场价值高

从国际规模指数和同族专利角度看，美国医疗人工智能领域的技术开发潜在市场价值比中国高。 一组专利即代表一个技术，在开展技术分析时通常基于合并同族后的专利数量。从合并同族后的专

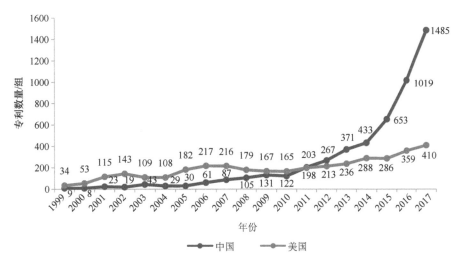

图 3-6　全球医疗人工智能领域主要技术发源地中国和美国的专利申请数量年度分布（1999～2017 年）

由于专利申请到公开有 18 个月的滞后期，因此未纳入 2018 年和 2019 年的数据

检索日期为 2019 年 5 月 8 日

利数量看，中国有 7018 组，美国有 4118 组，中国在数量上具有一定优势，中美两国存在一定差距。但考虑到国际规模指数和同族专利数量，美国专利价值和技术含量均比中国高，且国际布局广泛。

"国际规模指数"可以反映一个领域的专利全球布局情况，该指数大，表明同族专利的规模大，全球布局广泛。中美两国在医疗人工智能领域的专利申请量分别为 7018 组（8122 件）和 4118 组（10 152 件），国际规模指数分别为 1.16 和 2.47，中国的国际规模指数低于全球平均水平（1.75），美国的国际规模指数是全球的 1.4 倍，表明美国在该领域的专利价值高于全球平均水平。

中美两国既是技术输出国又是技术应用国，通常均倾向于首先申请本国专利，但美国众多跨国公司海外布局路径成熟，同族专利数量多，专利家族大。中国专利（8122 件）仅有一成左右在海外布局，美国专利（10 152 件）中至少六成在海外布局，在多个国家进行专利布局需要花费大量的金钱，足见美国专利价值之高。

3. 印度未成为全球医疗人工智能领域主要技术发源地

基础研究实力排名第三位的印度并未成为全球医疗人工智能领域主要技术发源地。印度的技术开发规模在全球排名第 8 位（204 组），但与中国（7018 组）和美国（4118 组）的差距较为显著。中国在医疗人工智能领域的基础研究和技术开发均处于全球领跑，得益于政府的积极支持，重视人工智能领域的发展，提供了有利的政策、舆论、金融、市场和人才供给等发展环境。

印度跟中国有很多相同的特点，均拥有庞大用户基数，潜在市场需求大，且移动互联网构成了近几年科技产业发展的主流，创业浪潮高涨。从数据分析来看，中国在医疗人工智能领域基础研究和技术开发均处于全球领先地位，印度得益于其 IT 技术人才数量庞大，拥有完备的 IT 技术产业基础及长期的 IT 技术外包服务历史，在基础研究方面较为突出，但受制于互联网基础设施、IT 技术普及度，且人工智能技术人才相对短缺，导致其技术开发水平低。

（三）目标市场

中美两国是全球医疗人工智能领域最受关注的两大目标市场。中国市场以本国专利权人为主，仅两成为国外专利权人；美国市场以本国专利权人为主，近四成为国外专利权人。 通过对中国市场和美国市场的专利申请人所在区域分析可以得出两大市场的主要专利布局人，中美两国由于国内市场大，国内申请人更倾向于先在本国申请，因此中美两国均是国内申请人占据主导地位。

全球医疗人工智能领域平均每 3 件专利申请中有 1 件布局在中国（8200 件，占 31.7%），平均每 5 件中有 1 件布局在美国（5303 件，占 20.5%）；中国近 10 年复合增长率为 30.0%，美国为 10.7%；全球该领域平均每 5 件发明专利授权中有 1 件来自中国国家知识产权局（1443 件，占 22.2%），平均每 3 件中有 1 件来自美国专利及商标局（2324 件，占 35.8%）。

1. 中美两国是全球医疗人工智能领域主要目标市场

（1）中国与美国是全球医疗人工智能领域主要目标市场

通过对专利申请受理局进行分析可以在一定程度上反映目标市场的分布，可以了解专利的战略布局，也可以了解专利技术的流向性。从目标市场分布来看，全球医疗人工智能领域专利申请共有 25 895 件[①]，专利申请数量排名前 10 位的目标市场如图 3-7 所示。中国排在第一位，专利申请数量有 8200 件，全球专利布局数量最多，占全球该领域专利申请总量的 31.7%，接近 1/3，是全球最受关注的目标市场。美国排在第二位，专利申请数量 5303 件，全球占比为 20.5%，超过 1/5，也是全球重要的目标市场。世界知识产权组织排在第三位，专利申请数量 3371 件，占比为 13.0%，说明各国都在争夺国际市场。日本排在第 4 位，专利申请数量 2343 件，占比 9.0%。欧洲专利局排在第 5 位，专利申请数量 1826 件，占比 7.1%，说明欧洲市场也是各国关注的重点。其他目标市场分别是：韩国（1187 件）、澳大利亚（793 件）、加拿大（570 件）、印度（397 件）和德国（388 件）。全球医疗人工智能领域目标市场以中国和美国为主，中国是全球最受关注的目标市场，此外，国际市场、日本市场和欧洲市场也是各国重点关注对象。

从专利申请数量来看，无论是从技术发源地（204 组）角度还是从目标市场（397 件）角度，印度都已跻身医疗人工智能领域全球前 10 位。印度虽已位列全球受关注的目标市场第 9 位（397 件），但专利申请数量不及中国市场（8200 件）的 1/20，不及美国市场（5303 件）的 1/12，与中美两国相比依然差距明显。中国将会成为人工智能应用的最大市场，拥有丰富的应用场景，拥有全球最多的

---

① 目标市场以"单个公开文本"计算，因此总量为 25 895 件，少于前文提到的全球医疗人工智能领域共有专利申请总量 31 756 件。

用户和活跃的数据生产主体。

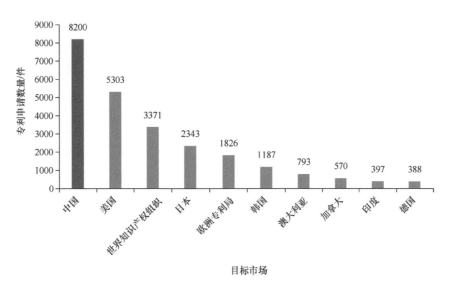

图 3-7　全球医疗人工智能领域排名前 10 位的专利申请技术目标市场（1999～2019 年）

检索日期为 2019 年 5 月 8 日

中国和美国是全球医疗人工智能领域的主要目标市场，1999～2017 年的专利申请数量年度分布情况如图 3-8 所示。中国是全球第一大目标市场，从 2010 年开始专利申请量增长趋势明显，2011 年的专利申请数量达到 273 件，首次超过美国（262 件），并一路保持领先且优势明显，近 10 年复合增长率为 30.0%，发展速度很快。美国专利申请数量呈现稳定的增长态势，近 10 年复合增长率为 10.7%，2015 年专利申请数量突破 400 件。

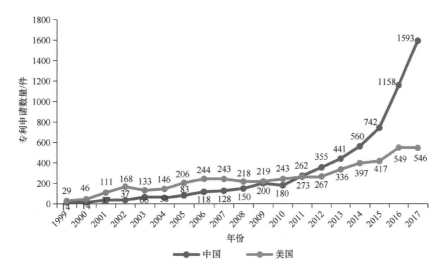

图 3-8　全球医疗人工智能领域主要目标市场中国和美国专利申请数量年度分布（1999～2017 年）

由于专利申请到公开有 18 个月的滞后期，因此未纳入 2018 年和 2019 年的数据

检索日期为 2019 年 5 月 8 日

（2）从高质量成果来看，美国和中国依然是全球医疗人工智能领域主要目标市场，中国市场高质量成果数量不及美国，但增长态势明显

全球医疗人工智能领域共有发明专利授权 6490 件[①]，发明专利授权量排名前 10 位的目标市场如图 3-9 所示。从发明专利授权量来看，美国是全球第一大发明专利授权目标市场，发明专利授权量有 2324 件，占全球该领域发明专利授权总量的 35.8%，超过 1/3。中国排在第二位，发明专利授权量有 1443 件，全球占比 22.2%，超过 1/5。日本排在第三位，发明专利授权量 754 件，全球占比为11.6%。韩国排在第 4 位，发明专利授权量 551 件，全球占比为 8.5%。其他国家/地区均不足 500 件，分别是：欧洲专利局（343 件）、俄罗斯（262 件）、澳大利亚（190 件）、德国（118 件）、西班牙（106件）和加拿大（71 件）。从发明专利授权来看全球医疗人工智能领域发明专利授权目标市场依然以美国和中国为主，美国是全球第一大目标市场。

从技术发源地角度来看，印度在医疗人工智能领域的发明专利授权量（15 组）全球排名第 16位，从目标市场来看，印度（17 件）全球排名第 14 名，与中国和美国差距很大。

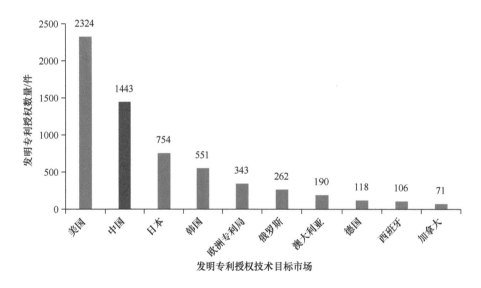

图 3-9　全球医疗人工智能领域排名前 10 位的发明专利授权技术目标市场（1999～2019 年）

有些国家法律状态不确定，因此不是所有发明专利授权数量

检索日期为 2019 年 5 月 8 日

美国和中国 1999～2016 年发明专利授权量的年度分布情况如图 3-10 所示。美国是全球第一大目标市场，发明专利授权数量波动不大，每年在 150 件左右，近 10 年复合增长率为 3.0%。中国市

[①] 目标市场分析是对各国/地区受理局的授权情况进行统计，当一条专利在多个受理局获得授权时，各国/地区各计一次，因此，目标市场计发明专利授权数（6490 件）多于前文"全球发明专利授权量"和"发明专利授权技术发源地"部分的全球发明专利授权同族专利数（5043 组）。

场在 2012 年前的发明专利授权量均远远少于美国市场，从 2010 年开始，中国市场的发明专利授权量呈现较明显的增长态势，近 10 年复合增长率为 19.0%，2013 年发明专利授权量超越美国，此后几年两国呈现此消彼长的发展态势，发明专利授权量差别不大。

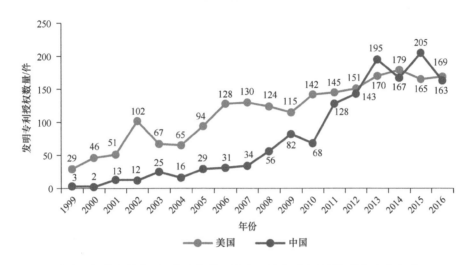

图 3-10 全球医疗人工智能领域主要目标市场美国和中国的发明专利授权量年度分布（1999～2016 年）

发明专利自申请至授权大多需要 3～5 年的周期，因此未纳入 2017 年、2018 年和 2019 年的数据

检索日期为 2019 年 5 月 8 日

2. 美国市场以本国专利权人为主，近四成为国外专利权人

美国市场发明专利授权有 2324 件，是全球第一大专利技术目标市场。对美国市场的申请人进行分析发现（图 3-11），医疗人工智能领域的美国市场以美国国内申请人为主，美国申请人的专利有 1432 件，占美国市场的发明专利授权量的 61.62%，超过 3/5，本国申请人占据主导地位。德国申请人在美国市场的发明专利授权量排在第二位，有 226 件，占美国市场发明专利授权量的 9.72%，接近 1/10。荷兰申请人在美国市场的发明专利授权量排在第三位，有 107 件，占美国市场发明专利授权量的 4.6%。此外，日本（65 件，2.80%）、加拿大（43 件，1.85%）、以色列（43 件，1.85%）、瑞士（21 件，0.90%）、英国（21 件，0.90%）、法国（20 件，0.86%）、澳大利亚（18 件，0.77%）等国家也在美国有相应的专利布局。中国申请人在美国市场的发明专利授权量有 8 件（表 3-1），占美国市场发明专利授权量的 0.3%。

从中国申请人在美国专利及商标局获得授权的 8 件发明专利来看，主要聚焦于医学图像/成像和健康评估的研究，如表 3-1 所示。其中有 2 件发明专利授权的专利权人是企业，分别是博奥颐和健康科学技术（北京）有限公司&博奥生物集团有限公司[1]和上海联影医疗科技有限公司，说明中国企业在医疗人工智能领域的技术创新中发挥着重要作用。博奥颐和健康科学技术（北京）有限公司&

---

[1] 清华大学也是专利权人之一，因本段分析主体为企业，故仅标注企业名称。

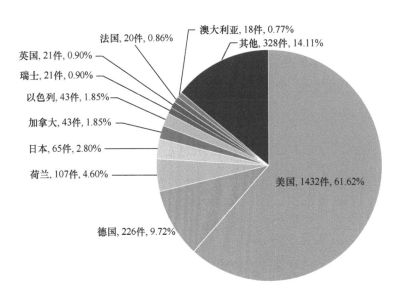

图 3-11　全球医疗人工智能领域美国市场排名前 10 位的专利申请人所在国家/地区（1999～2019 年）

检索日期为 2019 年 5 月 8 日

表 3-1　中国申请人在美国专利及商标局获得授权的发明专利情况

序号	公开号	标题	标题（中文）	专利权机构/个人	申请年	公开年	授权年
1	US10264965	*Eye imaging device and method of use*	眼睛成像装置和使用方法	博奥颐和健康科学技术（北京）有限公司&博奥生物集团有限公司&清华大学	2016	2019	2019
2	US9582940	*System and method for image composition*	用于图像合成的系统和方法	上海联影医疗科技有限公司	2016	2017	2017
3	US10212340	*Medical imaging system and method for obtaining medical image*	医学成像系统和获得医学图像的方法	段燃&李荺	2015	2019	2019
4	US10169870	*Objective method for assessing high contrast resolution of image based on Rayleigh criterion and testing operating method*	基于瑞利准则和测试操作方法评估图像高对比度分辨率的客观方法	中国计量科学研究院	2016	2019	2019
5	US9576379	*PRCA-based method and system for dynamically re-establishing PET image*	基于 PRCA 的动态重建 PET 图像的方法和系统	浙江大学	2013	2017	2017
6	US10082868	*Calculation method of line-of-sight direction based on analysis and match of iris contour in human eye image*	基于人眼图像中虹膜轮廓分析与匹配的视线方向计算方法	北京航空航天大学	2017	2018	2018
7	US8792968	*System and method for health evaluation*	用于健康评估的系统和方法	肖松& Cai Pei Si &杨军& Deng Xiu Fang &吴颖杰	2007	2014	2014
8	US9672639	*Bioluminescence tomography reconstruction based on multitasking bayesian compressed sensing*	基于多任务贝叶斯压缩感知的生物发光断层成像重建	北京工业大学	2015	2017	2017

博奥生物集团有限公司有 1 件获得美国专利及商标局的专利（US10264965），清华大学是共同专利权人，该专利是"眼睛成像装置和使用方法"，2019 年拿到授权，是用于基于巩膜的非阴影成像评估人类健康状态的装置、系统和方法，可以为医学诊断提供有用的信息。上海联影医疗科技有限公司有 1 件获得美国专利及商标局的专利（US9582940），2017 年拿到授权，该专利是"用于图像合成的系统和方法"，提供了一种用于通过组合多个子图像来获得合成图像的系统和方法。

除了企业之外，还有高校、研究院所及自然人获得美国专利及商标局授权的专利。高校有三所，分别是浙江大学、北京航空航天大学和北京工业大学，三所高校的专利都是关于医疗人工智能相关算法的。浙江大学的专利（US9576379）是"基于 PRCA 的动态重建 PET 图像的方法和系统"，2017 年拿到授权，此发明在重建中增加了时间和空间校正，重建结果的准确性提高了目标区域和背景之间的对比度，使得重建效果比传统 FBP 和 ML-EM 算法的重建效果更好，从而提供更高的医疗价值。北京航空航天大学的专利（US10082868）是"基于人眼图像中虹膜轮廓分析与匹配的视线方向计算方法"，包括：数据驱动方法，通过输入人眼图像稳定计算 3D 视线方向，2018 年拿到授权，此发明的应用是虚拟现实和人机交互，可用于训练、游戏娱乐、视频监控和医疗保健等领域。北京工业大学的专利（US9672639）是"基于多任务贝叶斯压缩感知的生物发光断层成像重建"，2017 年拿到授权，此发明提出的算法可以精确地重建和定位生物发光源，并且可以大大提高计算效率。研究院所只有 1 家，是中国计量科学研究院，其专利（US10169870）是"基于瑞利准则和测试操作方法评估图像高对比度分辨率的客观方法"，2019 年拿到授权，此发明的方法能够客观、准确地跟踪 CT 设备在其生命周期中的高对比度分辨率的细微和缓慢变化，从而提高 CT 的使用效率。

此外，还有两件专利是自然人申请的，其中 1 件是段燃和李苪的专利（US10212340），该专利是"医学成像系统和获得医学图像的方法"，2019 年拿到授权，此发明公开了一种医学成像系统，包括医学图像采集装置和医学图像处理系统；其中，医学图像采集装置包括采集装置和信号处理装置，医学图像处理系统包括信号传输模块和图像处理模块。还有 1 件是肖松、Cai Pei Si、杨军、Deng Xiu Fang 和吴颖杰的专利（US8792968），该专利是"用于健康评估的系统和方法"，2014 年拿到授权，此发明公开了一种利用热微纹理（TMT）映射技术进行人体健康评估的系统、设备和方法，通过绘制和分析身体中的异常温度变化早期发现疾病，这可以帮助早期预防疾病发展。

3. 中国市场以本国专利权人为主，仅两成为国外专利权人

中国市场发明专利授权有 1443 件，是全球第二大目标市场。对中国市场的申请人进行分析发现（图 3-12），中国市场以国内申请人为主，中国申请人的专利有 1136 件，占中国市场发明专利授权量的 78.70%，接近 4/5，本国申请人占据主导地位。美国申请人在中国市场的发明专利授权量排在第

二位，有 92 件，占中国市场发明专利授权量的 6.38%，美国是国外申请人在中国布局专利最多的国家，足见美国对中国市场的重视。日本申请人在中国市场的发明专利授权量排在第三位，有 65 件，占中国市场发明专利授权量的 4.50%。荷兰申请人在中国市场的发明专利授权量排在第四位，有 59 件，占中国市场发明专利授权量的 4.09%。此外，德国（27 件，1.87%）、澳大利亚（6 件，0.42%）、瑞士（6 件，0.42%）、韩国（6 件，0.42%）、英国（5 件，0.35%）、以色列（5 件，0.35%）等国家也在中国有相应的专利布局，这些国家非常重视中国市场。

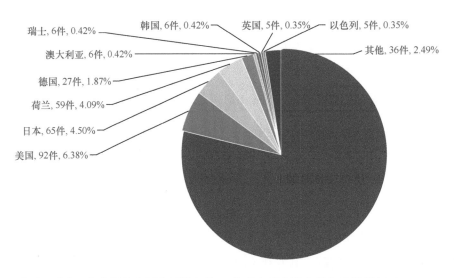

图 3-12　全球医疗人工智能领域中国市场排名前 10 位的专利申请人所在国家/地区（1999～2019 年）

检索日期为 2019 年 5 月 8 日

（四）技术开发热点

全球医疗人工智能领域技术开发主要集中在医学图像辅助诊断技术、医疗大数据采集与挖掘技术、生物标志物与基因检测技术、用于疾病监测与健康管理的信息技术、药械等疾病治疗技术 5 个方向。美国技术开发热点与全球一致，中国在"生物标志物与基因检测技术"方面未见相关技术开发成果。

专利由审查员依据其对技术方案的理解赋予若干代表其创新点的国际专利分类号（IPC），通过 IPC 可以了解该专利涉及的相关技术创新点。国际专利分类号（IPC）是根据 1971 年签订的《国际专利分类斯特拉斯堡协定》编制的，是国际通用的专利文献分类和检索工具。IPC 采用了功能和应用相结合，以功能性为主、应用性为辅的分类原则。采用等级的形式，将技术内容注明：部——分部——大类——小类——大组——小组，逐级分类形成完整的分类体系。依据某一种产品的国际分类，就可以很容易地检索出本产品所属技术领域的专利信息。

表 3-2 展示通过对全球医疗人工智能领域专利申请的 IPC 进行分析，来揭示其技术领域分布情

况。全球医疗人工智能领域技术开发主要集中在医学图像辅助诊断技术、医疗大数据采集与挖掘技术、生物标志物与基因检测技术、用于疾病监测与健康管理的信息技术、药械等疾病治疗技术 5 个方向。全球医疗人工智能领域在"医学图像辅助诊断技术"专利布局最多，包括 X 射线图像诊断、数据处理设备或方法、通用图像数据处理、磁共振成像诊断、图像分析等，利用视觉识别技术，可以减轻医生工作量，也避免人工失误；"医疗大数据采集与挖掘技术"包括基于患者特定数据的信息挖掘、机器学习、数据处理方法、图像加工与编辑等；"生物标志物与基因检测技术"包括核酸测定或检验方法、DNA 重组技术、免疫测定、生物物质的化学分析等，人工智能是基因检测分析技术重要的发展方向；"用于疾病监测与健康管理的信息技术"包括健康风险评估、疾病相关数据监测等，通过人工智能技术记录病人的生命体征、药物记录及其他信息；"药械等疾病治疗技术"包括基于模型的疾病治疗研究、疾病药物治疗等。

表 3-2　全球医疗人工智能领域专利申请的技术开发热点

技术开发热点	专利分类号及其含义	
医学图像辅助诊断技术	G06K9/62	应用电子设备进行识别的方法或装置
	G16H50/20	用于计算机辅助诊断，如医疗专家系统
	A61B6/03	用电子计算机处理的层析 X 射线摄影机
	A61B5/055	包含电磁共振（EMR）或磁共振（NMR）的，如磁共振成像
	G06T5/00	图像的增强或复原
	G06K9/46	图像特征或特性的抽取
	G06T1/00	通用图像数据处理
	A61B5/0402	心电图术，即 ECG
	G16H30/20	用于处理医学图像，如 DICOM、HL7 或 PACS
	G06T11/00	2D（二维）图像的生成
	G06F17/30	信息检索；及其数据库结构
医疗大数据采集与挖掘技术	G16H10/60	患者特定数据，如电子病历记录
	G16H50/70	用于医疗数据的挖掘，如分析其他患者以前的病例
	G06N3/04	体系结构，如互连拓扑
	H04L29/08	传输控制规程，如数据链级控制规程

技术开发热点	专利分类号及其含义	
医疗大数据采集与挖掘技术	G06F17/27	自动分析的，如语法分析、正射校正的
	G06F19/24	用于机器学习，数据挖掘或生物统计学的，如模式定位、知识发现、规则抽取、相关性、聚类或分类
	G06F17/00	数字计算或数据处理设备或方法，特别适用于特定功能
	G16H30/40	用于加工医学图像，如编辑
	G06F15/18	程序的改变根据计算机自身在一个完整运行期内所取得的经验；学习机器
生物标志物与基因检测技术	C12Q1/68	核酸的测定或检验方法
	G01N33/53	免疫测定法；生物特异性结合测定；相应的生物物质
	G01N33/68	涉及蛋白质、肽或氨基酸的测定或分析
	G01N33/50	生物物质（如血、尿）的化学分析；包括了生物特有的配体结合方法的测试；免疫学试验
	G01N33/574	肿瘤免疫测定
	C12N15/09	DNA 重组技术
	G06F19/18	用于功能性基因组学或蛋白质组学的，如基因型–表型关联、不均衡连接、种群遗传学、结合位置鉴定、变异发生、基因型或染色体组的注释、蛋白质相互作用或蛋白质核酸的相互作用
用于疾病监测与健康管理的信息技术	G16H50/30	用于计算健康指数；个人健康风险评估
	A61B5/0205	同时测定心血管状况和不同类型的身体状况的，如心和呼吸状况
	A61B8/08	检测组织的位移或变化，如肿瘤、胞囊、隆起
	A61B5/02	测量脉搏、心率、血压或血流；综合的脉搏/心率/血压的测定；其他不是用于测定心血管状况的，如使用本小组技术与心电图术结合的；测量血压的心导管
	A61B5/04	测量人体或人体各部分的生物电信号
	A61B5/024	测量脉率或心率的
	G16H10/00	专门用于加工或处理患者相关医疗或保健数据的 ICT
	A61B5/11	测量人体或各部位的运动，如头或手的震颤或肢体的活动性
	G16H40/20	用于医疗保健资源或设施的安排或管理，如管理医院人员或手术室
药械等疾病治疗技术	G16H50/50	用于仿真或模拟医疗无序疾病
	G06T17/00	用于计算机制图的 3D 建模
	A61N1/36	刺激用，如心脏起搏器
	A61N5/10	X 射线治疗法，γ射线治疗法；粒子照射疗法
	G06N3/02	采用神经网络模型
	G16H20/10	涉及药物或药方，如确保对患者进行正确的治疗
	A61P29/00	非中枢性止痛剂，退热药或抗炎剂，如抗风湿药；非甾体抗炎药（NSAID）

对中国和美国医疗人工智能领域专利申请的 IPC 进行分析，可揭示中美两国的技术开发热点。美国技术开发热点与全球一致，在"生物标志物与基因检测技术"方面是全球布局最多的国家。中国在"医学图像辅助诊断技术"和"医疗大数据采集与挖掘技术"布局最多，"生物标志物与基因检测技术"虽有一定数量的基础研究成果，但未见相关技术开发成果，其他技术开发热点与全球一致。

（五）技术开发机构

全球医疗人工智能领域技术开发领先机构为国际医疗器械行业巨头——飞利浦公司、西门子公司和通用电气公司三大跨国公司。飞利浦公司和西门子公司在医学图像辅助诊断技术、医疗大数据采集与挖掘技术、用于疾病监测与健康管理的信息技术、药械等疾病治疗技术 4 个方向均有技术布局；此外，"生物标志物与基因检测技术"也是飞利浦公司的技术开发热点。通用电气公司聚焦于"医学图像辅助诊断技术"。美国加州大学、韩国科学技术院、韩国延世大学及中国多所高校跻身前列。中国在医疗人工智能领域技术创新中发挥主导作用的依然是高校，企业已开始崭露头角，但创新能力相对高校仍然较弱，技术创新能力有待提高。平安医保科技、上海联影医疗、浙江大学、西安电子科技大学、清华大学、北京工业大学、复旦大学、华南理工大学等已有一定的技术积累。

全球医疗人工智能领域技术开发领先机构中，飞利浦公司（368 组，135 组）、西门子公司（303 组，159 组）和通用电气公司（206 组，95 组）三大跨国医疗器械公司占据主导地位，专利申请数量和发明专利授权数量均稳居全球前三位，且领先优势明显（图 3-13）。

中国在医疗人工智能领域技术创新中发挥主导作用的依然是高校，企业已开始崭露头角，但创新能力相对高校仍然较弱，技术创新能力有待提高。中国有三家高校专利申请数量和发明专利授权量均跻身全球前 20 位，分别是西安电子科技大学（66 组，35 组）、浙江大学（93 组，26 组）和北京工业大学（50 组，16 组）。此外，平安医疗健康管理股份有限公司（简称平安医保科技，82 组）、上海联影医疗科技有限公司（简称上海联影医疗，69 组）、华南理工大学（55 组）和复旦大学（51 组）专利申请数量跻身全球前 20 位，清华大学的发明专利授权量（18 组）跻身全球前 20 位。平安医保科技和上海联影医疗虽然专利申请数量跻身全球前 10 位，但还未见发明专利授权，这可能与这两个公司成立时间较晚有关。平安医疗健康管理股份有限公司成立于 2016 年，而发明专利自申请至授权大多需要 3～5 年，还未到发明专利申请的授权公告时间。

美国在医疗人工智能领域技术创新的主体是企业。通用电气公司、IBM 公司、加州大学、美敦力公司、Cardiac Pacemakers 公司和辉瑞公司 6 家技术开发机构的专利申请量跻身全球前 20 位，其中通用电气公司（206 组）和 IBM 公司（130 组）跻身全球前 5 位。通用电气公司（95 组）、IBM 公司（54 组）、美敦力公司（35 组）、Cardiac Pacemakers 公司（34 组）、辉瑞公司（22 组）的发明

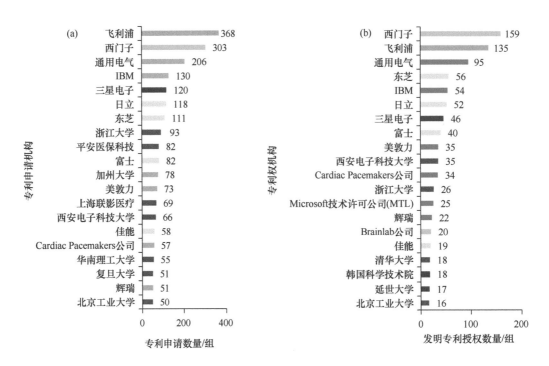

图 3-13　全球医疗人工智能领域技术开发领先机构

（a）全球医疗人工智能领域专利申请数量排名前 20 位的机构（1999～2019 年）；（b）全球医疗人工智能领域发明
专利授权数量排名前 20 位的专利权机构（1999～2019 年）

图中红色为中国机构，蓝色为美国机构，橙色为荷兰机构，绿色为德国机构，浅绿色为日本机构，紫色为韩国机构

专利授权量也跻身全球前 20 位，此外还有 Microsoft 技术许可公司的发明专利授权量（25 组）跻身全球前 20 位。

全球医疗人工智能领域处于领先的飞利浦公司、西门子公司和通用电气公司技术开发热点各具特色，国外高校的技术布局也有差异。 表 3-3 列出了全球医疗人工智能领域领先机构的技术开发热点。飞利浦和西门子公司在医学图像辅助诊断技术、医疗大数据采集与挖掘技术、用于疾病监测与健康管理的信息技术、药械等疾病治疗技术 4 个方向均有技术布局；此外，"生物标志物与基因检测技术"也是飞利浦公司的技术开发热点。通用电气公司聚焦于"医学图像辅助诊断技术"。加州大学在"生物标志物与基因检测技术"开展的技术开发最多，未见"用于疾病监测与健康管理的信息技术"相关技术成果。韩国科学技术院聚焦于"医疗大数据采集与挖掘技术"，延世大学的技术开发热点是"医学图像辅助诊断技术"和"用于疾病监测与健康管理的信息技术"。

中国高校和企业在医疗人工智能领域的技术开发热点稍有差异。高校和企业在"医学图像辅助诊断技术"和"医疗大数据采集与挖掘技术"两个方向均有技术布局，而在"用于疾病监测与健康管理的信息技术"和"药械等疾病治疗技术"两个方向只有企业有技术布局。 浙江大学、西安电子科技大学、北京工业大学、华南理工大学和清华大学 5 所高校聚焦于"医学图像辅助诊断技术"和

表 3-3 全球医疗人工智能领域领先机构的技术开发热点

国家	机构	医学图像辅助诊断技术	医疗大数据采集与挖掘技术	生物标志物与基因检测技术	用于疾病监测与健康管理的信息技术	药械等疾病治疗技术
美国	通用电气公司	✓				
	IBM 公司		✓			
	加州大学	✓	✓	✓		✓
	美敦力公司				✓	✓
	Cardiac Pacemakers 公司	✓			✓	
	辉瑞公司			✓		✓
	Microsoft 技术许可公司		✓			
	B.R.A.H.M.S 有限公司			✓		
中国	浙江大学	✓	✓			
	平安医保科技		✓		✓	
	上海联影医疗	✓	✓			✓
	西安电子科技大学	✓	✓			
	复旦大学	✓				
	北京工业大学	✓	✓			
	华南理工大学	✓	✓			
	清华大学	✓	✓			
	中国科学院深圳先进技术研究院	✓				
荷兰	飞利浦公司	✓	✓	✓	✓	✓
德国	西门子公司	✓	✓		✓	✓
	Brainlab 公司	✓				✓
瑞士	罗氏公司			✓	✓	
日本	日立公司	✓			✓	
	东芝公司	✓	✓		✓	
	富士公司	✓	✓	✓		
	佳能公司	✓	✓	✓		
	奥林巴斯公司	✓				
	三星电子公司	✓			✓	
韩国	韩国科学技术院		✓			
	延世大学	✓			✓	

"医疗大数据采集与挖掘技术"。复旦大学和中国科学院深圳先进技术研究院聚焦于"医学图像辅助诊断技术"。平安医保科技和上海联影医疗在"用于疾病监测与健康管理的信息技术"方向均有技术布局；此外，平安医保科技还聚焦于"医疗大数据采集与挖掘技术"，上海联影医疗在"医学图像辅助诊断技术"和"药械等疾病治疗技术"方向也开展了相关技术开发工作。

（六）发明人

全球医疗人工智能领域排名前三位的发明人是 Comaniciu Dorin、Georgescu Bogdan 和 Zhou Shaohua Kevin，均来自西门子公司。排名靠前的中国发明人有西安电子科技大学的焦李成、侯彪和马文萍，深圳先进技术研究院的王磊，平安医保科技的陈明东、黄越和胥畅，上海联影医疗的李强等。

西门子公司的三个发明人 Comaniciu Dorin、Georgescu Bogdan 和 Zhou Shaohua Kevin 的专利申请量和发明专利授权量均稳居全球前三位。西安电子科技大学的焦李成（17 组）、侯彪（12 组）和马文萍（12 组）的发明专利授权数量跻身全球前 10 位。中国科学院深圳先进技术研究院的发明人王磊专利申请量跻身全球前 10 位，其发明专利授权数量有 9 组全球排名并列 14 位。专利申请量全球排名前 10 位的发明人中未见来自美国的发明人，只有一个来自罗格斯大学的发明人 Madabhushi Anant 发明专利授权量跻身全球前列。

全球医疗人工智能领域专利申请数量排名前 10 位的发明人如表 3-4 所示，中国发明人有 5 位，占了一半。另外 5 位发明人来自德国西门子公司，其中有 3 位全球排名前三位，分别是 Comaniciu Dorin（77 组）、Georgescu Bogdan（36 组）和 Zhou Shaohua Kevin（32 组）。中国发明人中有 3 位来自平安医疗健康管理股份有限公司，分别是陈明东（32 组）、黄越（30 组）和胥畅（26 组）。还有两位中国发明人跻身全球前 10 位，分别是上海联影医疗科技有限公司的李强（27 组）和中国科学院深圳先进技术研究院的王磊（27 组）。

表 3-4　全球医疗人工智能领域专利申请数量排名前 10 位的发明人

序号	发明人	专利申请机构	专利数量/组
1	Comaniciu Dorin	西门子保健有限责任公司	77
2	Georgescu Bogdan	西门子保健有限责任公司	36
3	Zhou Shaohua Kevin	西门子保健有限责任公司	32
4	陈明东	平安医疗健康管理股份有限公司	32
5	黄越	平安医疗健康管理股份有限公司	30
6	Mansi Tommaso	西门子保健有限责任公司	28
7	Sharma Puneet	西门子保健有限责任公司	28
8	李强	上海联影医疗科技有限公司	27
9	王磊	中国科学院深圳先进技术研究院	27
10	胥畅	平安医疗健康管理股份有限公司	26

全球医疗人工智能领域发明专利授权数量排名前 10 位的发明人如表 3-5 所示，共 11 人。其中 6 位发明人来自德国西门子公司，有 3 位全球排名前三位，分别是 Comaniciu Dorin（46 组）、Zhou Shaohua Kevin（27 组）和 Georgescu Bogdan（21 组）。3 位发明人来自中国，均来自西安电子科技大学，分别是焦李成（17 组）、侯彪（12 组）和马文萍（12 组）。此外还有 2 位发明人跻身全球前 10 位，分别是美国罗格斯大学的 Madabhushi Anant（14 组）和日本日立公司的伴秀行（12 组）。

西安电子科技大学的焦李成（17 组）、侯彪（12 组）和马文萍（12 组）的发明专利授权数量跻身全球前 10 位，虽然专利申请量相对不具有优势，但专利质量相对较高，其专利申请数量分别为：22 组（并列 11 位）、14 组、13 组。专利申请量跻身全球前 10 位的中国发明人目前只有深圳先进技术研究院的发明人王磊拿到授权，发明专利授权数量有 9 组，全球排名并列 14 位。

表 3-5　全球医疗人工智能领域发明专利授权数量排名前 10 位的发明人

序号	发明人	专利权机构	专利数量/组
1	Comaniciu Dorin	西门子保健有限责任公司	46
2	Zhou Shaohua Kevin	西门子保健有限责任公司	27
3	Georgescu Bogdan	西门子保健有限责任公司	21
4	焦李成	西安电子科技大学	17
5	Zheng Yefeng	西门子保健有限责任公司	16
6	Madabhushi Anant	罗格斯大学	14
7	Rao R. Bharat	西门子公司，西门子医疗公司	13
8	Liu David	西门子保健有限责任公司	12
9	伴秀行	日立公司	12
10	侯彪	西安电子科技大学	12
11	马文萍	西安电子科技大学	12

通过对发明人的专利申请和发明专利授权情况分析来看，德国西门子公司的发明人不仅在专利申请数量上具有优势，其发明专利授权量也是稳居世界前列。中国发明人在专利申请数量已具备一定优势，但专利质量仍有很大提升空间，只有少数发明人的专利拿到授权。

四、临床试验现状与趋势

临床试验是按照规定对申请注册的干预措施（包括药物和医疗器械等）在正常使用条件下的安全性和有效性进行试用或验证的过程。临床试验是将医药基础创新成果转化为临床实践的必经之路，可在一定程度上体现基础研究向临床转化的活跃程度。

临床试验注册是医学研究伦理的需要，是临床试验研究者的责任和义务。国际医学期刊编辑委员会（International Committee of Medical Journal Editors，ICMJE）将在临床试验注册机构登记备案作为论文发表的必备前提。ICMJE 接受的临床试验注册平台包括世界卫生组织的国际临床试验注册平台（International Clinical Trials Registry Platform，ICTRP）的主要注册机构和 ClinicalTrials.gov。其中，ClinicalTrials.gov 是目前国际上使用最普遍的临床试验注册平台，但由于临床试验注册并非强制要求且其仅为全球临床试验注册数据平台之一，加之很多企业开展的以产品上市为目的的临床试验往往不进行注册，因此该数据库注册的临床试验数量少于实际开展的数量。

基于 1997~2019 年（检索时间为 2019 年 5 月 8 日）在 ClinicalTrials.gov 注册的医疗人工智能领域临床试验，包括以注册为目的的研究和以临床探索为目的的研究，从临床试验注册及适应证等角度，展示领先国家及机构在全球医疗人工智能领域的临床转化情况。

对于全球医疗人工智能领域临床转化，通过国际比较和中美对比分析，我们做出以下判断。

一是全球医疗人工智能领域临床转化日趋活跃，美国引领全球，前 10 位国家中其余 9 个国家的数量之和仅与美国相当。与中美两国在科技创新方面共同引领全球不同，中国在临床转化阶段与美国尚存在较大差距。印度在该领域仅开展了 2 项临床试验。

二是随机对照研究可提供高质量证据支持，在全球医疗人工智能领域临床试验中超过四成，美国临床试验中随机对照研究占比超过中国的两倍。国际多中心临床试验可体现试验产品高潜在市场价值，其数量不到全球临床试验总数的 5%，半数以上有美国机构参与，中国仅有台湾一家机构参与了 1 项。

三是全球医疗人工智能领域临床试验申办者约七成为高校、科研院所及医疗机构，领先机构有中山大学、杜克大学、阿尔伯塔大学、加州大学旧金山分校、山东大学、斯坦福大学及台湾大学医学院附设医院（台大医院）、梅奥诊所、首尔国立大学医院等；约两成是企业，领先机构有阿斯利康、拜耳等制药公司；剩余一成中美国退伍军人事务部表现活跃。

四是全球医疗人工智能领域临床转化主要应用于疾病监测与健康管理、疾病诊疗与预测，在美国较多应用于疾病监测与健康管理及疾病诊疗，在中国则较多应用于医学影像辅助诊断及疾病预测。

（一）临床试验注册概况

全球医疗人工智能领域临床转化日趋活跃，美国引领全球，前 10 位国家中其余 9 位数量之和仅与美国相当。与中美两国在科技创新方面共同引领全球不同，中国在临床转化阶段与美国尚存在较大差距。印度在该领域仅开展了 2 项临床试验。

1. 全球医疗人工智能领域临床转化日趋活跃

全球医疗人工智能领域临床转化日趋活跃，近七成临床试验开展于近 5 年。1997～2019 年，全球医疗人工智能领域临床试验共 649 项，近 20 年（1999～2018 年）全球临床试验注册数量年度分布如图 4-1 所示。其中，近 10 年 534 项（占 82.3%），复合增长率达 38.9%；近 5 年 446 项（占 68.7%），复合增长率达 41.5%。

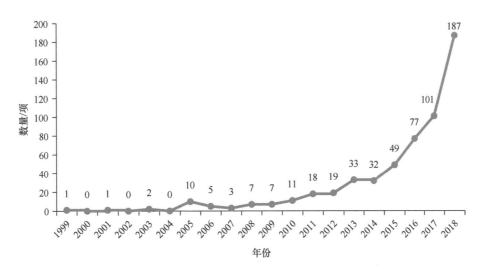

图 4-1　全球医疗人工智能领域临床试验注册数量年度分布（1999～2018 年）

数据来源于 ClinicalTrials.gov。受制于检索时间（2019 年 5 月 8 日）和数据库收录延迟，图中未展示 2019 年数据

全球医疗人工智能领域临床试验中，有 225 项无法判断类别，其余 424 项包括以临床探索为目的的研究和以注册为目的的研究两类，其中以临床探索为目的研究接近九成（376 项，占 88.7%），以注册为目的的研究约为一成（48 项，占 11.3%），根据研究目标、参与者数量及其他特征的不同可划分为 0 期、Ⅰ 期、Ⅱ 期、Ⅲ 期和 Ⅳ 期（图 4-2）。

2. 美国医疗人工智能领域临床转化引领全球，中国与美国尚存在较大差距

美国医疗人工智能领域临床转化引领全球，前 10 位国家中其余 9 个国家的临床试验数量之和仅与美国相当。虽然中美两国在科技创新方面共同引领全球，但是在临床转化阶段中国与美国尚存在较大差距。印度在该领域仅开展了 2 项临床试验。

全球共 60 个国家开展了医疗人工智能领域临床试验，排名前 10 位的国家如图 4-3 所示，依次为美国、中国、加拿大、英国、法国、荷兰、西班牙、韩国、德国、意大利和以色列，其中美国有 271 项，约为全球四成（占 41.8%），以绝对优势位列第一位；中国 68 项，接近全球 1/10

（占 10.5%），接近美国 1/4（占 25.1%）；包括中国在内的前 10 位国家中后 9 位数量之和为 286 项，仅与美国相当。

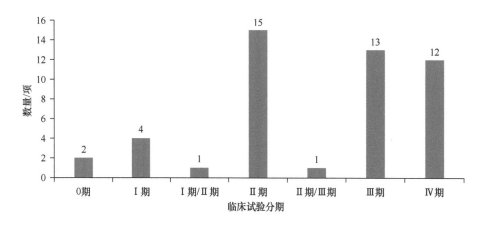

图 4-2　全球医疗人工智能领域以注册为目的的临床试验分期分布（1997～2019 年）

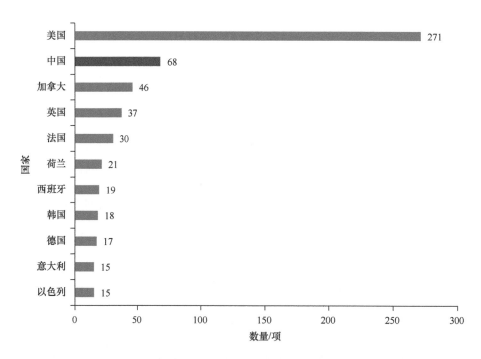

图 4-3　全球医疗人工智能领域临床试验注册数量前 10 位国家（1997～2019 年）

中美两国医疗人工智能领域临床试验均表现出逐年增长的趋势，尤其在近 5 年。美国医疗人工智能领域临床试验始于 1999 年，2018 年增至 64 项；中国于 2009 年有 1 项，2018 年增至 27 项（图 4-4）。

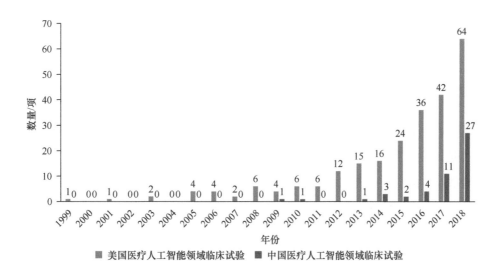

图 4-4　美国和中国医疗人工智能领域临床试验注册数量年度分布（1999～2018 年）

数据来源于 ClinicalTrials.gov。受制于检索时间（2019 年 5 月 8 日）和数据库收录延迟，图中未展示 2019 年数据

美国医疗人工智能领域临床试验中，有 68 项无法判断类别，其余 203 项中以临床探索为目的的研究有 175 项，以注册为目的的研究有 28 项，临床试验分期情况如图 4-5 所示。中国医疗人工智能领域临床试验中，有 41 项无法判断类别，其余 27 项中以临床探索为目的的研究有 26 项，以注册为目的的研究仅有 1 项，处于Ⅳ期。

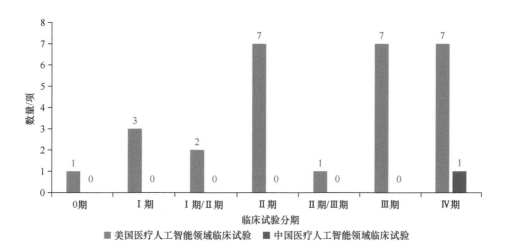

图 4-5　美国和中国医疗人工智能领域以注册为目的的临床试验分期分布（1997～2019 年）

（二）随机对照研究与国际多中心临床试验

随机对照研究可提供高质量证据支持，在全球医疗人工智能领域临床试验中超过四成，美国临床试验中随机对照研究占比超过中国的两倍。国际多中心临床试验可体现试验产品高潜在市场

价值，其数量不到全球临床试验总数的 5%，半数以上有美国机构参与，中国仅有台湾一家机构参与了 1 项。

1. 全球医疗人工智能领域随机对照研究超过四成，美国占比超过中国两倍

临床试验属于医学研究中的原始研究，根据是否干预，可分为实验性研究和观察性研究。实验性研究中，根据是否存在对照组可分为单组研究、随机对照研究和非随机对照研究，其中后两者的区别在于分组是否随机；观察性研究中，根据是否存在对照组可分为描述性研究和分析性研究，描述性研究包括病例报告和描述性横断面研究，分析性研究根据暴露因素及结局的先后顺序又可分为队列研究和病例对照研究。依据医学研究证据分级，随机对照研究证据级别较高，其次为队列研究、病例对照研究（表 4-1）。

表 4-1　医学研究证据分级

证据级别	名称
1 级	系统评价/Meta 分析
2 级	随机对照研究
3 级	队列研究
4 级	病例对照研究
5 级	病例系列
6 级	病例报告
7 级	理论研究
8 级	动物研究
9 级	体外研究

全球医疗人工智能领域临床试验中，随机对照研究超过四成（295 项，占 45.5%），队列研究接近两成（128 项，占 19.7%），如表 4-2 所示。美国医疗人工智能领域临床试验中超过一半为随机对照研究（148 项，占 54.6%），超过一成为队列研究（36 项，占 13.3%）；中国医疗人工智能领域临床试验中随机对照研究和队列研究数量相同，均超过两成（16 项，占 23.5%）。

表 4-2　全球及美国、中国医疗人工智能领域临床试验研究类型构成

序号	国家/地区	注册总数/项	不同类别临床试验注册数量/项					
			随机对照研究	非随机对照研究	单组研究	队列研究	病例对照研究	其他
1	全球	649	295	36	90	128	21	79
2	美国	271	148	13	39	36	9	26
3	中国	68	16	3	8	16	5	20

2. 全球医疗人工智能领域国际多中心临床试验不足总数的 5%，半数以上有美国机构参与

国际多中心临床试验包括多区域临床试验（多个区域的多个中心按照同一临床试验方案同时开展临床试验）和区域性多中心临床试验（如果按照同一方案开展临床试验时存在较大安全性风险，申办者可以在某区域内不同国家开展区域性多中心临床试验）两种形式，可在一定程度上体现试验产品具备高潜在市场价值。

全球医疗人工智能领域临床试验中，国际多中心临床试验共 31 项（占 4.8%），其中美国医疗机构参与的有 18 项（占 58.1%），中国仅有台湾一家机构参与了 1 项（图 4-6）。

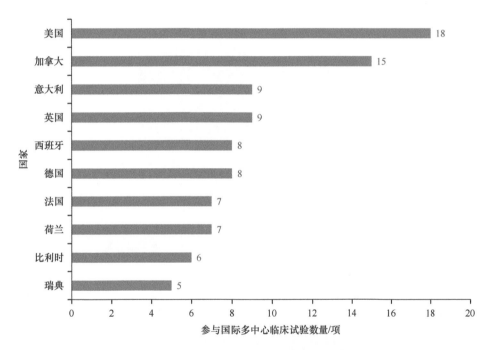

图 4-6　全球参与医疗人工智能领域国际多中心临床试验数量前 10 位国家（1997～2019 年）

数据来源于 ClinicalTrials.gov，编写组整理

由于一项国际多中心临床试验在多个国家开展，因此上述数量存在重叠，不同国家参与国际多中心临床试验的数量之和大于国际多中心临床试验注册总数

（三）临床试验申办者

全球医疗人工智能领域临床试验申办者约七成是高校、科研院所及医疗机构，领先机构有中山大学、杜克大学、阿尔伯塔大学、加州大学旧金山分校、山东大学、斯坦福大学及台湾大学医学院附设医院、梅奥诊所、首尔国立大学医院；约两成是企业，领先机构有阿斯利康、拜耳等制药公司；剩余一成中美国退伍军人事务部（United States Department of Veterans Affairs，VA）表

现活跃。

1. 全球医疗人工智能领域临床试验申办者以高校、科研院所及医疗机构为主

全球医疗人工智能领域临床试验申办者约七成是高校、科研院所及医疗机构，虽然企业在临床试验总申办者中占比较小，但在国际多中心临床试验申办者中接近四成。

全球在医疗人工智能领域的临床试验申办者共 414 个，约七成是高校、科研院所及医疗机构（287 个，占 69.3%），约两成是企业（79 个，占 19.1%），剩余一成是个人及其他（分别有 32 个和 16 个）（图 4-7）。全球医疗人工智能领域临床试验注册数量排名前 10 位的申办者如表 4-3 所示，依次

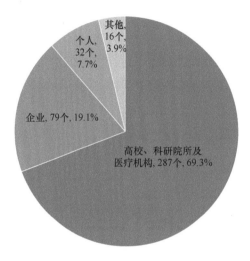

图 4-7　全球医疗人工智能领域临床试验申办者类别分布

数据来源于 ClinicalTrials.gov，编写组整理

表 4-3　全球医疗人工智能领域临床试验注册数量排名前 10 位申办者

排名	申办者		国家	注册数量/项
	英文名称	中文名称		
1	United States Department of Veterans Affairs	美国退伍军人事务部	美国	11
2	Sun Yat-sen University	中山大学	中国	9
3	Taiwan University Hospital	台湾大学医学院附设医院	中国	8
4	Mayo Clinic	梅奥诊所	美国	7
4	Seoul National University Hospital	首尔国立大学医院	韩国	7
6	Duke University	杜克大学	美国	6
7	University of Alberta	阿尔伯塔大学	加拿大	5
7	University of California, San Francisco	加州大学旧金山分校	美国	5
7	Shandong University	山东大学	中国	5
7	Stanford University	斯坦福大学	美国	5

是 VA、中山大学、台湾大学医学院附设医院、梅奥诊所、首尔国立大学医院、杜克大学、阿尔伯塔大学、加州大学旧金山分校、山东大学和斯坦福大学；其中 VA 有 11 项，注册数量最多；中山大学有 9 项，台湾大学医学院附设医院有 8 项。此外，阿斯利康（4 项）、拜耳（2 项）等制药公司也开展了一定数量的医疗人工智能领域临床试验。

全球医疗人工智能领域中，虽然企业在临床试验总申办者中占比较小，但在国际多中心临床试验申办者中接近四成（11 个，占 36.7%），其余超过一半为高校、科研院所及医疗机构（16 个，占 53.3%）（图 4-8，表 4-4）。

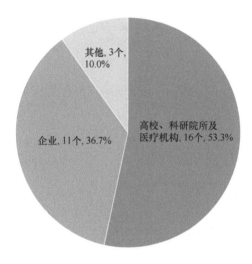

图 4-8　全球医疗人工智能领域国际多中心临床试验申办者分布

数据来源于 ClinicalTrials.gov，编写组整理

表 4-4　全球医疗人工智能领域国际多中心临床试验

序号	申办者所属国家/地区	申办者	临床试验		医疗机构所在国家/地区
			英文题目	中文题目	
1	美国	波士顿科学公司	*Strategic Management to Optimize Response to Cardiac Resynchronization Therapy*	优化对心脏再同步治疗（SMART CRT）反应的战略管理	美国/加拿大/法国/德国/爱尔兰/意大利/日本/荷兰/西班牙/瑞士/英国
			Strategic MAnagement to Optimize Response to Cardiac Resynchronization Therapy Registry	优化对心脏再同步治疗登记处（SMART Registry）的响应的战略管理	美国/澳大利亚/奥地利/比利时/加拿大/法国/德国
		美国国家过敏和传染病研究所	*Collection of Blood Samples from SMART Study Participants for Future Genetic*	收集 SMART 研究参与者血液样本以用于未来遗传	美国/加拿大/智利/丹麦/芬兰/冈比亚/德国/日本/摩洛哥/新西兰/葡萄牙/乌拉圭

序号	申办者所属国家/地区	申办者	临床试验		医疗机构所在国家/地区
			英文题目	中文题目	
1	美国	Dentsply International 公司	An Open，Qualitative，Prospective，Multicenter Trial of a Novel Transanal Irrigation System in Spinal Cord Injured Patients	一项新的经颅灌注系统在脊髓损伤患者中的开放、定性、前瞻性、多中心试验	法国/德国/意大利/挪威/西班牙/瑞典/英国
		Natera 公司	SNP-based Microdeletion and Aneuploidy RegisTry（SMART）	基于SNP的微缺失和非整倍体RegisTry（SMART）	美国/澳大利亚/爱尔兰/西班牙/瑞典/英国
		弗吉尼亚大学	HCMR - Novel Markers of Prognosis in Hypertrophic Cardiomyopathy	HCMR-肥厚型心肌病预后的新标记	美国/加拿大/德国/意大利/荷兰/英国
		华盛顿大学医学院	SMART Africa（Strengthening Mental Health Research and Training）	SMART Africa（加强心理健康研究和培训）	美国/加纳/肯尼亚/乌干达
		罗德岛妇婴医院	Validation of a Lower Cost aneUploidy scrEen	低成本非单倍体 scrEen 的 VAlidation	美国/加拿大/意大利
		Freenome 公司	AI-EMERGE：Development and Validation of a Multi-analyte，Blood-based Colorectal Cancer Screening Test	AI-EMERGE：开发和验证多分析物血液结肠直肠癌筛查试验	美国/加拿大
		Mebo Research 公司	Exploratory Study of Relationships Between Malodor and Urine Metabolomics	恶臭代谢与尿液代谢组学关系的探索性研究	美国/加拿大
		Penumbra 公司	Assessment of the Embolization of Neurovascular Lesions Using the Penumbra Smart Coil	使用Penumbra Smart Coil评估神经血管病变栓塞	美国/加拿大
		哥伦比亚大学	Web-based Validation Pelvic Floor Questionnaires	基于网络骨盆底验证调查问卷	美国/加拿大
		罗德岛医院	A Sleep Hygiene Intervention to Improve Sleep Quality in Urban，Latino Middle School Children - Phase 2	改善城市拉丁裔中学儿童睡眠质量的睡眠卫生干预-Ⅱ期	美国/波多黎各
		斯坦福大学	Patient Education in Rheumatoid Arthritis and Osteoarthritis	类风湿性关节炎和骨关节炎的患者教育	美国/加拿大
		葛兰素史克公司	A Clinical Study to Evaluate the Effect of the Connected Inhaler System（CIS）on Adherence to Maintenance Therapy in Poorly Controlled Asthmatic Subjects	连接吸入系统（CIS）对控制不佳的哮喘患者坚持维持治疗的效果评估	美国/加拿大/德国/意大利/荷兰/西班牙/英国

续表

序号	申办者所属国家/地区	申办者	临床试验		医疗机构所在国家/地区
			英文题目	中文题目	
2	英国	威尔士大学医院	*Quantitative Stress Echocardiography to Diagnose Myocardial Ischaemia*	定量应力超声心动图诊断心肌缺血	比利时/瑞典/英国
		Camlin 公司	*Assisted Rehabilitation Care During Post-stroke mANaGement: fEasibiLity Assessment*	脑卒中后辅助康复护理和可行性评估	意大利/英国
		利物浦大学	*Warfarin Anticoagulation in Patients in Sub-Saharan Africa*	撒哈拉以南非洲地区患者的华法林抗凝治疗	南非/乌干达
3	法国	蒙彼利埃大学医院	*Postoperative Patient-controlled Perineural Analgesia after Orthopedic Surgery by "Remote Control" Versus "Bedside Care"*	"远程控制"与"床边护理"控制骨科手术术后患者的神经镇痛	法国/荷兰/阿拉伯联合酋长国
4	法国	马赛圣约瑟夫医院	*Artificial Intelligence Use for the Detection of Atrial Fibrillation Drivers*	心房颤动驱动的人工智能检测	法国/荷兰
5	加拿大	diaMentis 公司	*ERG Components in Schizophrenia and Bipolar Disorder Type I*	精神分裂症和双相情感障碍中的 ERG 成分 I 型	美国/加拿大
		麦吉尔大学健康中心	*Prediction of Extubation Readiness in Extreme Preterm Infants by the Automated Analysis of CardioRespiratory Behavior*	极端早产儿心肺呼吸行为自动分析预测的拔管准备预测	美国/加拿大
6	瑞典	Integrum 公司	*Phantom Motor Execution Via MPR, VR/AR, and SG, as a Treatment of PLP*	幻象电机通过 MPR、VR/AR 和 SG 进行 PLP 疗法	比利时/加拿大/爱尔兰/荷兰/斯洛文尼亚/瑞典
		Johan Sanmartin Berglund	*Support Monitoring and Reminder Technology*	支持监控和提醒技术	捷克/西班牙/瑞典
7	意大利	Gianluca Pontone	*CarDiac MagnEtic Resonance for Primary Prevention Implantable CardioVerter DebrillAtor ThErapy: an International Registry（DERIVATE）*	用于一级预防植入式心律转复除颤器治疗的心脏磁共振：国际登记处（DERIVATE）	美国/比利时/希腊/意大利/英国
		IRCCS Stella Maris 基金会	*CareToy - A Modular Smart System for Infants' Rehabilitation at Home Based on Mechatronic Toys*	CareToy-基于机电玩具的婴儿康复模块化智能系统	丹麦/意大利
8	澳大利亚	柯比研究所	*Trial of Simplified Treatment Monitoring for 8 Weeks Glecaprevir/Pibrentasvir in Chronic Hepatitis C Patients*	慢性丙型肝炎患者 8 周 Glecaprevir/Pibrentasvir 简易治疗监测试验	美国/澳大利亚/加拿大/法国/德国/新西兰/瑞士/英国

续表

序号	申办者所属国家/地区	申办者	临床试验		医疗机构所在国家/地区
			英文题目	中文题目	
9	丹麦	奥胡斯大学	*Predictive Markers of the Effects of Opioid Therapy*	阿片类药物治疗效果的预测标志物	比利时/丹麦/斯洛文尼亚
10	荷兰	Elisabeth-Twee Steden Ziekenhuis 创伤中心	*Do Cardiac Health: Advanced New Generation Ecosystem*	心脏健康：新一代生态系统	荷兰/西班牙
11	瑞士	Sandoz 公司	*Multi-level Evaluation of Chemotherapy-induced Febrile Neutropenia Prophylaxis, Outcomes, and Determinants with Granulocyte-colony Stimulating Factor*	化疗引起的发热性中性粒细胞减少预防、临床结果和粒细胞集落刺激因子决定因素的多层次评估	奥地利/比利时/捷克/法国/德国/匈牙利/意大利/波兰/罗马尼亚/西班牙
12	西班牙	马拉加生物医学与健康研究安达卢西亚公共基金会	*TV-based Service to Support People Living with Mild Dementia or Mild Cognitive Impairment*	基于TV的轻度痴呆或轻度认知障碍患者服务	罗马尼亚/西班牙

2. 美国医疗人工智能领域临床试验申办者以高校、科研院所及医疗机构为主，VA 最为活跃

美国医疗人工智能领域临床试验申办者接近七成是高校、科研院所及医疗机构，VA 最为活跃。美国在医疗人工智能领域的临床试验申办者共 165 个，接近七成是高校、科研院所及医疗机构（112 个，占 67.9%），超过两成是企业（41 个，占 24.8%），个人有 11 个，剩余 1 个是 VA（图 4-9）。美国医疗人工智能领域临床试验注册数量排名前 10 位的申办者如表 4-5 所示，其中 VA 有 11 项，注册

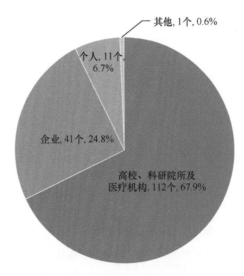

图 4-9 美国医疗人工智能领域临床试验申办者类别分布

数据来源于 ClinicalTrials.gov，编写组整理

表 4-5 美国医疗人工智能领域临床试验注册数量排名前 10 位申办者

排名	申办者		注册数量/项
	英文名称	中文名称	
1	United States Department of Veterans Affairs	美国退伍军人事务部	11
2	Mayo Clinic	梅奥诊所	7
3	Duke University	杜克大学	6
4	University of California, San Francisco	加州大学旧金山分校	5
4	Stanford University	斯坦福大学	5
6	Brigham and Women's Hospital	布列根和妇女医院	4
6	Columbia University	哥伦比亚大学	4
6	University of Colorado Denver	科罗拉多大学丹佛分校	4
6	Massachusetts General Hospital	麻省总医院	4
6	New York University School of Medicine	纽约大学医学院	4
6	Northwestern University	西北大学	4

数量最多；梅奥诊所有 7 项，杜克大学有 6 项（附录一）。

VA 在医疗人工智能领域的临床转化较为活跃，临床试验注册数量较多（11 项），主要开展于各地区的 VA 医疗中心。由于 VA 的职责包含为退役军人提供医疗服务且移动医疗和数字医疗是其投资重点之一（2016 年，VA 对数字医疗项目的投资达到 12 亿美元），因此 VA 申办的医疗人工智能领域临床试验主要涉及应用移动健康工具改善退伍军人体重管理（改善退伍军人体重管理、基于技术的改善患者体重管理的干预措施效果测试等），应用人工智能进行疾病治疗（改善青光眼治疗药物依从性、利用基因组学和计算智能制定个性化华法林剂量、应用人工智能和移动健康工具的以患者为中心的疼痛护理等），以及应用人工智能进行疾病筛查（女性退伍军人的心血管疾病筛查及风险降低）等。

3. 中国医疗人工智能领域临床试验申办者以高校、科研院所及医疗机构为主，中山大学最为活跃

中国医疗人工智能领域临床试验申办者超过八成是高校、科研院所及医疗机构，中山大学最为活跃。中国在医疗人工智能领域的临床试验申办者共 38 个，超过八成是高校、科研院所及医疗机构（32 个，占 84.2%），个人和企业分别有 4 个和 2 个（图 4-10）。中国医疗人工智能领域临床试验注册数量不少于 2 项的申办者如表 4-6 所示，其中中山大学有 9 项，注册数量最多；台湾大学医学院附设医院有 8 项，山东大学有 5 项（附录二）。

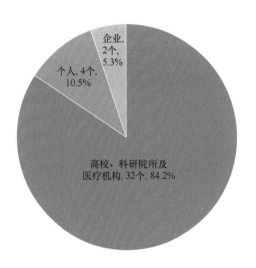

图 4-10　中国医疗人工智能领域临床试验申办者类别分布

数据来源于 ClinicalTrials.gov，编写组整理

表 4-6　中国医疗人工智能领域临床试验申办者（注册数量≥2 项）

序号	申办者		注册数量/项
	英文名称	中文名称*	
1	Sun Yat-sen University	中山大学	9
2	Taiwan University Hospital	台湾大学医学院附设医院	8
3	Shandong University	山东大学	5
4	Xin-Wu Cui	崔新伍	2
5	The First Affiliated Hospital of Guangzhou Medical University	广州医科大学附属第一医院	2
6	National Center for Cardiovascular Diseases	国家心血管病中心	2
7	Zhujiang Hospital	南方医科大学珠江医院	2
8	Shanghai General Hospital	上海市第一人民医院	2
9	Shanghai Mental Health Center	上海市精神卫生中心	2
10	Tongji Hospital of Tongji University	上海市同济医院	2
11	Changhai Hospital	上海长海医院	2
12	Taipei Medical University	台北医学大学	2
13	The Hong Kong Polytechnic University	香港理工大学	2
14	Chang Gung Memorial Hospital	长庚纪念医院	2

*：申办者中文名称均为申办时名称

中山大学在医疗人工智能领域的临床转化较为活跃，临床试验注册数量较多（9 项），主要开展于中山大学中山眼科中心，依托该中心在眼病诊断及发病机制研究等方面的坚实基础，临床试验多为人工智能在青光眼、白内障等眼病筛查中的应用。其中，林浩添团队表现突出（原发性闭角型青

光眼患者的人工智能筛查、人工智能诊所与普通诊所先天性白内障诊断准确性比较、眼科智能诊断系统效用验证等）。

台湾大学医学院附设医院在医疗人工智能领域的临床试验注册数量（8 项）仅少于中山大学，临床试验主要开展于本院，涉及人工智能健康管理（智能健康管理系统在老年人居家护理中的应用、智能体检系统在老年人健康管理中的临床应用）、疾病预测（超越基因组学的自闭症谱系研究：用于全外显子组测序、代谢组学和表型的 AI 学习）和疾病治疗（抗精神病药物相关代谢综合征的鉴定和治疗反应预测、腕管综合征注射液解剖的容积效应——剪切波超声弹性成像和人工智能成像分析评价模型）等多方面。

山东大学医疗人工智能领域的临床试验有 5 项，全部开展于山东大学齐鲁医院，借助该医院在消化内科方面累积的优势，临床试验均为结直肠息肉/结直肠肿瘤等疾病诊断。其中，李延青团队表现突出，如利用人工智能的基于探针的共聚焦激光显微内镜检查（pCLE）对胃黏膜疾病进行自动实时诊断、利用人工智能对食管鳞状细胞癌进行早期诊断、利用人工智能的基于探针的内窥镜检查对结直肠息肉进行自动分类等。

（四）临床试验适应证

全球医疗人工智能领域临床转化主要应用于疾病监测与健康管理、疾病诊疗和预测，美国较多应用于疾病监测与健康管理及疾病诊疗，中国则较多应用于医学影像辅助诊断及疾病预测。

全球医疗人工智能领域临床试验常见于如糖尿病（包括 1 型糖尿病和 2 型糖尿病等，共 51 项）、超重/肥胖（27 项）和高血压（18 项）等疾病监测或健康管理，乳腺癌（22 项）、前列腺癌（10 项）等疾病诊断，心力衰竭（20 项）、高血压（18 项）等疾病治疗或预测（表 4-7）。

美国医疗人工智能领域临床试验常见于糖尿病（包括 1 型糖尿病和 2 型糖尿病等，共 25 项）、肥胖（12 项）、高血压（11 项）等疾病监测或健康管理，HIV 感染（11 项）、疼痛（11 项）、睡眠呼吸暂停综合征（7 项）和抑郁症（6 项）等疾病治疗，前列腺癌（5 项）、膀胱癌（3 项）和乳腺癌（3 项）等疾病诊断（表 4-8）。

中国医疗人工智能领域临床试验常见于如青光眼、糖尿病性视网膜病变和白内障等眼病（11 项）的筛查，心脑血管疾病（10 项）、结直肠息肉/结直肠肿瘤（7 项）、肺病（4 项）、肝癌（3 项）和乳腺癌（3 项）等疾病诊断或预测；此外，还有少数临床试验涉及肥胖、营养不良等健康管理等（表 4-9）。

表 4-7 全球医疗人工智能领域临床试验主要适应证

序号	适应证		注册数量/项
	英文名称	中文名称	
1	diabetes mellitus	糖尿病	51
2	overweight/obesity	超重/肥胖	27
3	breast cancer	乳腺癌	22
4	heart failure	心力衰竭	20
5	hypertension	高血压	18
6	HIV infection	HIV 感染	16
7	stroke	脑卒中	16
8	cardiovascular diseases	心血管疾病	16
9	sepsis	脓毒症	14
10	prostate cancer	前列腺癌	10

数据来源：ClinicalTrials.gov，编写组整理分析

注：由于有些临床试验有多个适应证，因此上述数量存在重叠，适应证注册数量之和大于临床试验注册总数

表 4-8 美国医疗人工智能领域临床试验主要适应证

序号	适应证		注册数量/项
	英文名称	中文名称	
1	diabetes mellitus	糖尿病	25
2	obesity	肥胖	12
3	HIV infection	HIV 感染	11
4	hypertension	高血压	11
5	pain	疼痛	11
6	heart disease	心脏疾病（不包括心力衰竭）	10
7	heart failure	心力衰竭	10
8	sleep apnea syndrome	睡眠呼吸暂停综合征	7
9	depression	抑郁症	6
10	opioid-use disorder	阿片类药物使用障碍	6

数据来源：ClinicalTrials.gov，编写组整理分析

注：由于有些临床试验有多个适应证，因此上述数量存在重叠，适应证注册数量之和大于临床试验注册总数

表 4-9　中国医疗人工智能领域临床试验主要适应证

序号	适应证		注册数量/项
	英文名称	中文名称	
1	ophthalmopathy	眼病	11
2	cardiovascular diseases	心脑血管疾病	10
2	colorectal polyps/colorectal neoplasm	结直肠息肉/结直肠肿瘤	7
4	pulmonary disease	肺病	4
5	hepatocellular carcinoma	肝细胞性肝癌	4
6	breast cancer	乳腺癌	3

数据来源：ClinicalTrials.gov，编写组整理分析

注：由于有些临床试验有多个适应证，因此上述数量存在重叠，适应证注册数量之和大于临床试验注册总数

五、注册制度与上市产品

人工智能医疗器械的注册审批是决定该技术能否产品化并进行规模化推广与应用的前提条件，不同于传统医疗器械软件，人工智能医疗器械软件具有迭代速度快、算法可释性差、对诊疗影响较大等特点，产品注册涉及产品划分、算法设计、数据来源等多个层面内容，难度较大，也对审评人员的知识体系具有较高要求。

美国在人工智能医疗器械注册审批方面行动较早，目前已形成一套较为成熟的路径，已有Arterys、Viz.ai、IDx等公司的数十个产品通过上市前通告、从头开始等审评渠道获批上市，产品用途包括生理信息监测、影像辅助诊断等多个类型。

中国人工智能医疗器械的上市工作虽晚于美国，但近年来受到国家高度重视，基于美国等国家人工智能医疗器械注册经验的借鉴研究持续进行，眼底影像、肺部影像等标准数据库已开展建设，《深度学习辅助决策医疗器械软件审评要点》等注册指导性文件相继发布，我国人工智能医疗器械管理体系正逐步建立。目前，中国国内尚未有新一代人工智能医疗器械通过注册审批。

欧盟在人工智能医疗器械注册上持谨慎态度，对人工智能医疗器械数据的使用和伦理等问题尤为关注。欧盟通过对原《医疗器械指令》等文件的更新和《通用数据保护条例》的发布强化数据管理规范，以应对新一代人工智能医疗器械的注册和临床使用中可能出现的挑战。

（一）美国

美国在人工智能医疗器械标准制定、产品审评审批探索与实践和产品上市管理等方面走在世界前列。随着人工智能医疗器械品种的增加，审评审批路径不断细化、完善，产品上市及上市后管理水平不断提高。

美国已有多种类型的人工智能医疗器械通过美国食品药品监督管理局（Food and Drug Administration，FDA）审批上市销售，产品功能包括心率、血糖等生理指标监测，医学影像的分析与诊断等，上市途径包括上市前通告[510(k)]、上市前审批（PMA）及从头开始（De Novo）等。

1. 注册审批制度相对完善

2017年7月，美国出台《数字健康创新行动计划》（*Digital Health Innovation Action Plan*），提出要鼓励创新，提高效率，实现监管现代化的目标，并明确：①维持或鼓励健康生活方式的软件不作为医疗器械；②启动软件预认证（Precertification，Pre-Cert）项目，认证制造商，简化产品审评；③提高监管能力，成立新部门，招聘包括兼职专家在内的审评人员。此后，FDA持续改进数字医疗领域注册审批制度，发布《独立软件临床评价指南》，修改了《移动医疗指南（MMA）》，明确了Pre-Cert认证项目工作模型和问题清单，并将9家公司纳入首批Pre-Cert认证项目。在FDA认为，传统体系已经不再适用于人工智能产品的注册审批，将纳入Pre-Cert、开发"数据质量系统"等方向，将关注点从上市前注册转变为上市后来自真实世界数据的收集和监测，为上市前审批提供较为宽松的空间。

美国将计算机辅助影像器械分为计算机辅助检测（computer-aided detection，CADe）和计算机辅助诊断（computer-assisted diagnosis，CADx）器械，其中CADe用于在影像数据和图像中识别、标记异常情况，而CADx则用于评估疾病的存在与否，或进行疾病的分类、严重性判断、阶段判断或提供干预建议。FDA对于监管CADe器械经验较为丰富，为软硬件制造企业、专家顾问和审查工作人员提供了该类器械申请的上市前通告[510(k)]的申请指导。对于CADx器械，FDA历来将其作为III类器械管理，采取上市前审批（PMA）的管理流程，但2017年FDA以从头开始（De Novo）途径通过了Quantitative Insights公司用于癌症病灶计算机辅助诊断器械QuantX的上市审批，并将其定义为第二类医疗器械，降低了此类器械的准入门槛，加快了上市效率。

2. 多种类型产品获批上市

目前，美国已经有数十种人工智能产品由FDA不同审批途径获批上市（表5-1）。

2017年1月，FDA以上市前通告[510(k)]途径批准了Arterys公司的Artery Cardio DL产品，该软件功能描述为从MRI获得心血管图像，通过在临床环境中利用云计算和深度学习进行分析诊断。此后，FDA又陆续批准了多种人工智能器械产品。

De Novo是指在美国没有合法上市对比产品的器械，即使属于中低风险，仍然无法通过510(k)途径申请实质性等同（substantially equivalent）获得上市许可，所以FDA针对这类可以通过普通控制或特殊控制保证安全性和有效性的医疗器械建立的特殊上市审批途径。FDA在审核De novo的申请后会做出决定，如果De novo被批准，该决定不仅允许该器械在美国市场上进行销售，而且还会建立一个新的分类法规，后续的同类产品则可以使用该分类以510(k)途径递交上市前申请。通常在这种情况下，FDA会建议厂商提交预申请，以便厂商从FDA处了解其产品是否适用De novo路径，并了解所需要提交的材料。FDA会在审核所有提交资料后，对产品使用的受益和风险进行衡量，最终给出是否通过的答复。2018年2月，Viz.ai公司的脑卒中辅助检测软件ContaCT通过FDA的De Novo途径获得审批上市，该产品的原理是使用人工智能算法分析CT图像，找出与卒中相关的指标，其在FDA的授权类型是计算机辅助分类软件。

2018年4月，FDA批准通过了IDx公司研发的首个应用于一线医疗的自主式人工智能诊断设备——IDx-DR软件程序，它可以在无专业医生参与的情况下，通过查看视网膜照片对糖尿病性视网膜病变进行诊断。IDx是一家专注于开发临床自主诊断算法的美国公司，成立于2010年，公司创立者是一位眼科医生，首个人工智能产品IDx-DR的理念来自其多年临床工作中对眼科疾病自动诊断的设想与实践，该产品在研发中就如何评估系统以确保其准确性和安全性问题和FDA进行了数年沟通。

表 5-1　FDA 批准典型人工智能医疗器械产品情况

上市时间	公司	产品名称/功能	审批通道
2017 年 1 月	Arterys	Arterys Cardio DL/心血管临床决策	510(k)
2017 年 2 月	Brain Sentinel	Brain Sentinel Monitoring and Alerting System/癫痫监测	De Novo
2017 年 7 月	Quantitative Insights	QuantX/乳房异常检测与诊断	De Novo
2018 年 1 月	Empatica	Embrace /癫痫监测与警报	510(k)
2018 年 2 月	Viz.ai	ContaCT/大血管闭塞提示	De Novo
2018 年 4 月	IDx	IDx-DR/糖尿病视网膜病变诊断	De Novo
2018 年 5 月	Imagen Technologies	OsteoDetect/腕部骨折检测与诊断	De Novo
2018 年 6 月	DreaMed Diabetes	DreaMed Advisor Pro/血糖监测与胰岛素调节	De Novo
2018 年 8 月	Aidoc Medical	BriefCase/颅内出血提示	510(k)
2018 年 9 月	Apple	ECC APP/心率失常识别	De Novo
2018 年 11 月	凯沃尔（乐普集团）	AI-ECG Platform/心电图心脏异常诊断	510(k)
2019 年 3 月	AliveCor	KardiaAI/心电图数据处理与心脏异常诊断	510(k)
2019 年 6 月	Zebra Medical Vision	HealthICH/颅内出血检测	510(k)
2019 年 7 月	Deep01	DeepCT/颅内出血提示	510(k)
2019 年 7 月	Koios Medical	Koios DS for Breast/乳腺癌分级与诊断	510(k)
2019 年 11 月	Zebra Medical Vision	HealthCXR/胸腔积液提示	510(k)

数据来源：FDA

（二）中国

中国人工智能医疗器械上市工作虽晚于美国，但近年来受到国家高度重视，国家药品监督管理局及其下设医疗器械技术审评中心、中国食品药品检定研究院等机构已开展基于人工智能医疗器械产品检测、注册审批、上市后监管等环节的国际经验借鉴研究，眼底影像、肺部等影像数据库建设也已开始，并着手结合国内医疗器械管理体制与企业产品研发现状，探索建立我国人工智能医疗器械管理体系，注册管理思路和内容逐步明确，审评要点等相关制度性文件不断制定、出台。目前，已有部分国产人工智能医疗器械产品通过检测进入审评阶段，但尚未有人工智能医疗器械通过审批在国内上市。

1. 产品检测陆续开展

人工智能医疗器械产品的质量评价标准一直是业界关注的问题之一，中国食品药品检定研究院（简称中检院，National Institutes for Food and Drug Control，NIFDC）作为国家医疗器械监管技术支撑机构，已着手开展人工智能医疗器械检测工作，包括：①承接糖尿病病变筛查辅助诊断、肺癌筛查辅助诊断、皮肤癌筛查辅助诊断、脑肿瘤辅助诊断等领域的医疗人工智能产品的检测；②召开产品专题技术研讨会，针对每个产品与企业工程师就数据组成、数据结构、算法框架、模型调优、临床使用等方面进行讨论；③持续与审评中心、中国科学院及业内技术专家就训练用数据集质量、算法模型鲁棒性、算法框架实时迭代风险等问题进行产品质量评价方法研究和讨论。

此外，中检院也已成立人工智能小组承担医疗人工智能产品质量评价与研究工作，并建立了眼底影像标准数据库和肺部 CT 影像标准数据库，利用科学独立、公正权威的测试数据集及客观评测方法，推进产品上市前质量评价。中检院对人工智能医疗器械质量评价主要依据《医疗器械软件注册技术审查指导原则》《移动医疗器械注册技术审查指导原则》《医疗器械网络安全注册技术审查指导原则》三项指导原则。

2. 注册审评路径逐渐清晰

相比于美国，中国的法规更为严格，对临床评价的路径控制非常严谨，从目前的情形来看，国家药品监督管理局（National Medical Products Administration，NMPA）将新一代人工智能医疗器械判定为第三类医疗器械进行注册与管理。目前，国家药品监督管理局医疗器械技术审评中心（Center for Medical Device Evaluation，CMDE）作为中国医疗器械审评机构已开始进行人工智能相关产品审评的研究和准备工作，通过筹建人工智能医疗器械创新联盟、成立人工智能工作组等途径，跟踪国外人工智能医疗器械监管政策和产品审评审批情况，开展多方面产业调研，完善中国人工智能医疗器械科学监管体系。

从性质来看，当前阶段的人工智能医疗器械属于具有深度学习功能的软件，在注册和监管方面与传统医疗器械软件既有共同之处，又具自身特点。中国在该类医疗器械的注册管理中沿用部分传统医疗器械软件管理原则，又在此基础上针对人工智能软件算法、数据等特点进行了补充和完善，注册管理思路与方法逐渐清晰（表 5-2）。

表 5-2　人工智能医疗器械注册和监管指导性文件

发布时间	名称	主要内容
2015 年 8 月	《医疗器械软件注册技术审查指导原则》	指导制造商提交医疗器械软件注册申报资料，同时规范医疗器械软件的技术审评要求，对范围、基本原则、软件描述文档、软件更新、软件版本、现成软件、注册单元与检测单元、注册申报资料要求做出指导
2017 年 1 月	《医疗器械网络安全注册技术审查指导原则》	从文件适用范围、注册人责任、关注重点（产品级、系统级、管理措施、物理措施、技术措施）、医疗器械网络安全（保密性、完整性、可得性）、医疗器械相关数据（健康数据、设备数据）、医疗器械网络安全能力、现成软件网络安全、医疗器械网络安全更新等方面做出指导
2017 年 12 月	《移动医疗器械注册技术审查指导原则》	就移动医疗器械的定义、基本原则、技术考量和注册申报资料要求做出说明
2019 年 7 月	《深度学习辅助决策医疗器械软件审评要点》	对人工智能软件审评中的需求分析、数据收集、算法设计、验证与确认等认证阶段审评关注重点做出明确规定
2019 年 7 月	《医疗器械生产质量管理规范附录独立软件》	从人员、设备、设计开发、采购、生产管理、质量控制、销售和售后服务、不良事件监测、分析和改进等方面对独立软件生产质量管理规范做出要求

在 2018 年 8 月正式施行的新版《医疗器械分类目录》中，对于诊断功能软件有着明确的界定，即若诊断软件通过其算法，提供诊断建议，仅具有辅助诊断功能，不直接给出诊断结论，该子目录中相关产品按照第二类医疗械器管理，若诊断软件通过其算法对病变部位进行自动识别，并提供明确的诊断提示，则其风险级别相对较高，该子目录中相关产品按照第三类医疗器械管理。基于此分类原则，目前市场上大部分新一代人工智能医疗器械都将被分为第三类器械进行注册与监管。该文件的实施意味着人工智能辅助临床决策系统在注册审评中有了明确的分类，同时也对许多停留在医院"定制服务与探索合作"阶段的技术和产品给出了加速注册上市的信号。

此外，具有明确注册审评指导意义的《深度学习辅助决策医疗器械软件审评要点》于 2019 年 2 月开始公开征求意见，并已于 2019 年 7 月正式发布。该文件中将深度学习辅助决策医疗器械软件定义为基于医疗器械数据，使用深度学习技术进行辅助决策的软件。其中，"基于医疗器械数据"是指单独使用医疗器械数据，或者联合使用医疗器械数据与非医疗器械数据；"辅助决策"是指通过提供诊疗活动建议辅助医务人员进行临床决策。该文件还对人工智能软件审评中的需求分析、数据收集、算法设计、验证与确认等认证阶段审评关注重点做出了明确规定，人工智能医疗器械在中国进行产品注册的信息和材料要求已初步确定（表 5-3）。

表 5-3　《深度学习辅助决策医疗器械软件审评要点》适用范围及认证内容

适用软件类型	软件认证阶段及内容
1. 辅助决策独立软件产品	1. 需求分析：临床需求、使用风险、预期用途、使用场景与核心功能法规及标准等
2. 软件组件相应辅助决策软件	2. 数据收集：数据采集、数据预处理、数据标注、数据集构建等
3. 非辅助决策软件的软件（可参考使用本要点）	3. 算法设计：算法选择、算法训练、网络安全防护、算法性能评估等
4. 使用传统机器学习技术的软件（可参考使用本要点）	4. 验证与确认：软件验证、软件确认（临床试验、回顾性研究等）

CMDE 在人工智能产品审评方面有多个方面的考虑。首先，深度学习是个"黑盒"，可释性较差，医生无法清晰了解软件的算法与逻辑，可能对后续医疗活动的开展产生影响，若长期使用该类型软件后产生依赖性，将更难发现产品的偏差与错误。其次，深度学习以数据为基础，但医疗数据不能完全代表临床决策要素，同时其反映的是数据之间的相关性而非因果性，需要权衡对于医生临床决策的影响以及受益与风险。再次，深度学习需要大量高质量数据进行训练，满足相应条件的医疗数据集和数据库资源相对较少。最后，训练数据缺乏多样性，数据量不足，缺乏鲁棒性设计，导致算法泛化能力弱，重复性和再现性差，临床难以落地和推广。因此，只有在数据质量控制、算法泛化

能力，以及临床使用风险等方面做好完备的准备工作，才能保证深度学习医疗器械的安全性和有效性，并需要数据驱动与知识驱动相结合，以提升深度学习的可释性。

由于第三类医疗器械在审评审批方面耗时长、耗资高、路径尚不成熟，部分企业会通过删减功能的方式同时以第二类器械进行注册申请，以加快上市速度。目前，已有多款使用传统人工智能技术、不含辅助诊断功能的医疗器械产品在中国上市，如乳腺癌、肺结节、结肠息肉等辅助识别软件和心电分析软件等，然而尚未有使用深度学习等技术的新一代人工智能产品获得注册证批准上市。截至 2019 年 10 月，已有多家企业人工智能医疗器械产品送中检院进行检测，3 个产品进入创新审评通道，其中包括用于眼科的产品 2 个，用于心内科的产品 1 个。

（三）欧盟委员会

欧盟在人工智能医疗器械产品上市方面采取审慎态度，相关产品注册的法律法规不断更新以适应产品上市审批需求。数据安全、隐私保护、伦理问题、公平性等因素是欧盟对待人工智能医疗器械产品上市和应用所考虑的主要问题。

2017 年 3 月由欧盟 28 个成员国投票表决同意并发布了新的欧盟医疗器械法规 MDR（*Regulation EU 2017/745*），取代了欧盟原有的 2 个医疗器械注册审评指令，即《医疗器械指令》（*MDD 93/42/EEC*）和《有源植入性医疗器械指令》（*AIMDD 90/385/EEC*），旨在确保所有医疗设备的软件产品的安全性。在新的法规框架中，医疗器械产品的范围得到扩大，包括人工智能医疗器械在内的新技术的审批与监管将被纳入，产品缺陷的责任划分进一步清晰，医疗器械临床数据的可获得性和可追溯性将被更加严格监控，医疗器械信息也将更便于公众获取。新法规已于 2017 年 5 月生效，并将于 2020 年 5 月强制实施。

欧盟十分重视数据安全和隐私保护，在 2018 年 5 月对数据保护相关法规进行了更新，发布《通用数据保护条例》（*General Data Protection Regulation*，GDPR），取代之前的 95/46/EC 指令。根据新法规要求，所有的数据处理和使用都是选择性加入的，需要在数据来源个人知情并同意的情况下才能使用。此外，欧盟还通过了网络安全指令（*Directive EU 2016/1148*），并于 2018 年 5 月要求所有成员国正式实施。指令要求成员国要采取行动防止网络袭击，尽可能控制袭击所带来的后果。

此外，欧盟"以人为本"的人工智能应用思路还体现在多个环节上。因此欧盟委员会人工智能高级别专家组（AI HLEG）邀请所有的利益相关方一起探讨人工智能伦理原则的起草和制定，并于 2018 年 12 月发布《可信赖人工智能伦理指南草案》（*Draft Ethics Guidelines for Trustworthy AI*）。草案认为，"可信赖人工智能"有两个必要的组成部分：首先，它应该尊重基本权利、规章制度、核心原则及价值观，以确保"道德目的"；其次，它应该在技术上强大且可靠，因为即使有良好的意图，缺乏对技术的掌握也会造成无意的伤害。此外，该草案提出了可信赖人工智能的框架、要求和实现方法，同时提出一套评估清单，便于企业和监管方进行对照。该草案进一步显示了欧盟对保护个人面对技术的选择权、知情权的重视。此后在 2019 年 4 月，欧盟委员会在该草案的基础上，修改发布了《人工智能道德准则》（*Ethics Guidelines for Trustworthy AI*），提出人工智能系统应从 7 个原则出发进行约束，即受人类的监督，技术稳定性和安全性，隐私和数据治理、透明度、多元化，非歧视和公平性，环境和社会福祉，以及问责制，这份准则是经过由来自学术界、工业界和民间社会的独立专家组成的欧盟人工智能高级别专家组反复讨论提出的。

附录一　美国医疗人工智能领域部分临床试验列表

序号	申办者 （注册数量/项）	责任人/联系人	临床试验题目	
			英文题目	中文题目
1	美国退伍军人 事务部（11）	Bevanne A. Bean-Mayberry、 Melissa M. Farmer Coste	*Cardiovascular Risk Screening and Risk Reduction in Women Vets*	女性退伍军人的心血管疾病筛查及风险降低
		Caroline Richardson	*Operations Enduring Freedom and Iraqi Freedom（OEF/OIF）Veteran Preferences for Automated Physical Activity Interventions*	OEF/OIF 退伍军人自动进行体育锻炼干预偏好
		John D. Piette、Alicia A. Heapy	*Patient-Centered Pain Care Using Artificial Intelligence and Mobile Health Tools*	应用人工智能和移动健康工具的以患者为中心的疼痛护理
		Kelly W. Muir	*Improve Glaucoma Medication Adherence*	改善青光眼治疗药物依从性
		Lauren Borges	*The Acceptability and Feasibility of Acceptance and Commitment Therapy for Moral Injury（ACT-MI）among Warzone Veterans*	战区退伍军人精神伤害接受和承诺疗法（ACT-MI）的可接受性和可行性
		Lisa M. Kinoshita	*Cognitive Behavioral Therapy to Increase CPAP Adherence in Veterans With PTSD*	通过认知疗法提高患有创伤后应激障碍的退伍军人对 CPAP 的依从性
		Melanie R. Jay	*Improving Weight Management at the VA*	改善退伍军人体重管理
			Testing the Efficacy of a Technology-assisted Intervention to Improve Weight Management of Obese Patients Within Patient Aligned Care Teams at the VA	基于技术的改善患者体重管理的干预措施效果测试
		Michael Boninger	*Manual Wheelchair Propulsion Training*	手动轮椅推动训练
		Michael E. Brier	*Personalized Warfarin Dosing by Genomics and Computational Intelligence*	利用基因组学和计算智能制定个性化华法林剂量
		Richard Simpson	*Use of "Smart Wheelchairs" to Provide Independent Mobility to Visual and Mobility Impairments*	应用"智能轮椅"为视力和行动障碍患者提供独立行动能力

续表

序号	申办者 （注册数量/项）	责任人/联系人	临床试验题目	
			英文题目	中文题目
2	梅奥诊所（7）	Benjamin H. Brinkmann	*Development of a Practical，Minimally Invasive Seizure Gauge*	实用微创癫痫发作仪的研制
		Gloria M. Petersen	*Two Cancers，One Gene. Why Some People in Families Develop Melanoma or Pancreas Cancer，While Still Others Never Develop Cancer*	两种癌症及一种基因，家庭中部分人发展成黑色素瘤或胰腺癌的原因
		Heidi Nelson	*Providing Personally Tailored Dietary Suggestions Using Individual Microbiome and Glycemic Index Response*	利用个体微生物组和血糖指数反应提供个性化饮食建议
		Jordan D. Miller	*Remote Monitoring to Improve Physician Monitoring，Patient Satisfaction，and Predict Readmissions Following Surgery*	利用远程监控改善医生监控，提高患者满意度并预测手术后再入院
		Timothy B. Curry	*Physiology of the Early Stage of Hemorrhage and Early Identification of Progression Toward Hemodynamic Instability in Humans for Validation of Current Machine Learning Models*	机器学习模型中出血早期生理学及血流动力学不稳定进展的早期诊断的验证
			Physiological Validation of Current Machine Learning Models for Hemodynamic Instability in Humans	人体血流动力学不稳定性机器学习模型的生理验证
		Todd J. Schwedt	*Imaging the Migraine Brain Pre- and Post-Erenumab*	注射 Erenumab 前后的偏头痛图像
3	杜克大学（6）	—	*SMART Mobile Application Technology Utilization in the Treatment of Sickle Cell Disease Post Day Hospital Discharge*	SMART 移动应用技术在镰状细胞病院后治疗中应用
		—	*Development and Validation of a Novel Machine-learning Algorithm to Assist in Handheld Vascular Diagnostics*	一种新型手持式血管诊断机器学习算法的开发和验证
		Rebecca Shelby	*Improving Well-Being for Breast Cancer Patients Taking Adjuvant Endocrine Therapy*	改善接受辅助内分泌治疗的乳腺癌患者的健康状况
		Cara O'Brien	*Implementation and Evaluations of Previously Developed Novel Early Warning System to Detect and Treat Sepsis*	新型脓毒症预警系统的实施和评估
		William E. Kraus	*VIDA Mobile Health Cardiovascular Prevention Program*	VIDA 移动健康心血管预防计划

序号	申办者 （注册数量/项）	责任人/联系人	临床试验题目	
			英文题目	中文题目
3	杜克大学（6）	Zhifei Sun	CALYPSO Pilot Study：Machine Learning Based Predictions of Surgical Complications	手术结果临床分析平台试点研究：基于机器学习的手术并发症预测
4	加州大学旧金山分校（5）	Erin Van Blarigan	Self-monitoring and Reminder Texts to Increase Physical Activity After Cancer：a Pilot Randomized Controlled Trial	使用自我监测及提醒文本增加癌症后患者体育锻炼：一项随机对照研究
			Self-monitoring and Reminder Texts to Increase Physical Activity After Cancer II（SmartPaceII）	应用自我监测和文字提醒增加癌症 II 期后患者体育锻炼
		Geoff Tison	Dynamic Prediction of Heart Failure Using Real-time Functional Status and Electronic Health Record Data in the Ambulatory Setting	使用实时功能状态和动态医疗记录数据动态预测心力衰竭
		John Chorba	Phono- and Electrocardiogram Assisted Detection of Valvular Disease	心电图辅助检测瓣膜疾病
		Jyu-Lin Chen	Teens in Primary Care Clinics	使用 Fitbit（可穿戴跟踪器）和应用程序对基层医疗诊所中肥胖青少年进行健康体重管理的临床 I 期
5	斯坦福大学（5）	Clete A. Kushida	Sustainable Methods，Algorithms，and Research Tools for Delivering Optimal Care Study（SMART DOCS）	提供最佳护理研究的可持续方法、算法及工具
		David R. Drover	Correlate of Surface Electroencephalogram（EEG）With Implanted EEG Recordings（ECOG）	头皮脑电图与植入式脑电图记录的相关性
		Kanwaljeet Anand	Using Machine-learning Algorithms to Assess Acute Pain in Nonverbal Infants	应用机器学习算法评估婴儿的急性疼痛
		Kate Lorig	Patient Education in Rheumatoid Arthritis and Osteoarthritis	类风湿关节炎和骨关节炎患者教育
		Safwan S. Halabi	Validation of an Artificial Intelligence-based Algorithm for Skeletal Age Assessment	基于人工智能的骨骼年龄评估算法验证
6	布列根和妇女医院（4）	Anuj K. Dalal	Interactive Digital Health Tools to Improve Patient Safety in Acute Care	改善急性护理中患者安全的交互式数字健康工具
		Daniel H. Solomon	A Novel Mobile App & Population Management System to Manage Rheumatoid Arthritis Flares	用于类风湿关节炎管理的新型 APP 和人口管理系统

续表

序号	申办者 （注册数量/项）	责任人/联系人	临床试验题目	
			英文题目	中文题目
6	布列根和妇女 医院（4）	Edward W. Boyer	*Quantitative Sensory Testing in Response to Music Interventions*	音乐干预响应的定量感官测试
		Jeffrey L. Schnipper	*Electronic Medication Adherence Reporting and Feedback During Care Transitions*	护理过渡期间的电子药物依从性报告和反馈
7	哥伦比亚大学 （4）	Cara Grimes	*Validation of Electronic（Web-based and Smartphone）Administration of Measures of Pelvic Floor Dysfunction*	盆腔功能障碍干预措施电子（基于网络和智能手机）管理的验证
		Jean-Marie Bruzzese	*A Pilot Study to Improve Sleep Quality in Urban High School Students With Asthma*	改善城市高中哮喘患者睡眠质量的初步研究
		Paolo Colombo	*Cardiovascular and Neurohormonal Effects of Faster Atrial Pacing Rate*	心房起搏速度更快对心血管和神经激素的影响
		Rebecca Schnall	*The Wise App Trial for Improving Health Outcomes in People Living With HIV*	改善 HIV 携带者健康状况的 Wise APP 试验
8	科罗拉多大学 丹佛分校（4）	Steve Moulton	*Non-invasive Hemodynamic Monitoring During Blood Donation for Developing Models of Early Blood Loss*	构建献血早期失血模型进行无创血流动力学监测
			Continuous Noninvasive Method for Estimating and Predicting Maternal and Fetal Hemodynamic Changes During Regional Anesthesia	应用连续无创方法预估局部麻醉期间母婴血流动力学变化
			Estimating and Predicting Hemodynamic Changes During Hemodialysis	预估血液透析期间血流动力学变化
		Teresa J. Sakraida、Alkesh Jani	*Self-management of Type 2 Diabetes and Chronic Kidney Disease*	2 型糖尿病和慢性肾脏病的自我管理
9	麻省总医院 （4）	Eric Bui	*A Brief Mind-Body Program to Support Military and Veteran Caregiver Wellness*	支持军人/退伍军人护理人员健康的简易在线身心程序
		Kamal Jethwani	*Evaluating an Engagement Engine to Support Long Term Use of Fitness Trackers and Sustain Physical Activity*	评估支持长期使用健身追踪器并保持体育锻炼的参与引擎
			Improving Outcomes in Cancer Patients on Oral Anti-Cancer Medications Using a Multi-modal Mobile Health Intervention（CORA）	使用多模式移动健康干预（CORA）改善口服抗癌药治疗的癌症患者的结局
		Timothy G. Ferris	*Improving Pediatric Safety and Quality With Health Care Information Technology*	利用医疗信息技术改善儿科护理的安全性和质量

序号	申办者 （注册数量/项）	责任人/联系人	临床试验题目	
			英文题目	中文题目
10	纽约大学医学院（4）	Seth Gross	*Deep-Learning for Automatic Polyp Detection During Colonoscopy*	应用深度学习进行结肠镜息肉自动检测
		Mary Ann Sevick、Eran Segal	*Personalized Technology-Supported Counseling to Reduce Glycemic Response in Dietary Weight Loss：The Personal Diet Study*	减少饮食减肥中血糖反应的个性化技术支持咨询：个人饮食研究
		Mary Sevick	*Validation of Machine Learning Based Personalized Nutrition Algorithm to Reduce Postprandial Glycemic Excursions among North American Individuals With Newly Diagnosed Type 2 Diabetes*	为减少北美新诊断 2 型糖尿病患者餐后血糖波动的基于机器学习的个性化营养算法的验证
		Mia Minen	*Improving Health Outcomes of Migraine Patients Who Present to the Emergency Department*	改善急诊就诊的偏头痛患者的健康状况
11	西北大学（4）	Craig Garfield	*Using Smartphones in the Neonatal Intensive Care Unit*	新生儿重症监护室智能手机的应用
		David Mohr	*Artificial Intelligence in a Mobile Intervention for Depression and Anxiety*	抑郁症和焦虑症移动设备干预中的人工智能
			Artificial Intelligence in a Mobile（AIM）Intervention for Depression	抑郁症移动设备干预中的人工智能
		Stephen Persell	*The Smart Hypertension Control Study*	高血压智能控制研究

附录二　中国医疗人工智能领域临床试验列表

序号	申办者（注册数量/项）	责任人/联系人	临床试验题目	
			英文题目	中文题目
1	中山大学（9）	顾静	Evaluation of a Smart Phone App-based Case Management Model among ART-naive HIV-infected MSM	针对初次接受抗逆转录病毒治疗的艾滋病毒感染患者（男男性接触）的基于智能手机应用程序的病例管理模型评估
		林浩添	Artificial Intelligence Screening on Patients With Primary Angle Closure Glaucoma	原发性闭角型青光眼患者的人工智能筛查
			Validation of the Utility of an Intelligent Visual Acuity Diagnostic System for Children	儿童智能视觉诊断系统效用验证
			Validation of the Utility of Ophthalmology Intelligent Diagnostic System	眼科智能诊断系统效用验证
			Comparison of Artificial Intelligent Clinic and Normal Clinic for Diagnosing Congenital Cataracts	人工智能诊所与普通诊所先天性白内障诊断准确性比较
			Validation of the Utility of Rare Disease Intelligence Platform	罕见病智能平台效用验证
			Validation of the Utility of an Artificial System for the Large-scale Screening of Scoliosis	大规模筛查脊柱侧弯人工系统效用验证
		袁进	Multi-modal Imaging and Artificial Intelligence Diagnostic System for Multi-level Clinical Application	用于多层次临床应用的多模态成像和人工智能诊断系统
		张秀兰	Artificial Intelligence-assissted Glaucoma Evaluation	青光眼的人工智能评估
2	台湾大学医学院附设医院（8）	Chao-Cheng Lin	Identification and Treatment Response Prediction of Antipsychotic-Related Metabolic Syndrome	抗精神病药物相关代谢综合征的鉴定和治疗反应预测
		高淑芬	Deciphering the Autism Spectrum Disorder Beyond Genomics：AI Learning for Whole Exome Sequencing，Metabolomics and Phenotype	超越基因组学的自闭症谱系研究：用于全外显子组测序、代谢组学和表型的 AI 学习

序号	申办者 （注册数量/项）	责任人/联系人	临床试验题目	
			英文题目	中文题目
2	台湾大学医学院附设医院（8）	韩德生	*Clinical Applications of a Smart Physical Examination System for the Health Management in Elderly*	智能体检系统在老年人健康管理中的临床应用
		黄从仁	*Identification of Time-invariant EEG Signals for Brain-Computer Interface*	脑机接口时间—不变性脑电信号的识别
		赖飞黑	*Sharable Knowledge Mining Platform for Clinical Data Extraction，and Medical Knowledge and Mining Services Sharing*	用于临床数据提取的共享知识挖掘平台，以及医学知识和挖掘服务共享
		吴爵宏	*The Volume Effect of Hydrodissection for Injection Therapies in Patients With Carpal Tunnel Syndrome - Evaluation Model by Shear Wave Ultrasound Elastography and Artificial Intelligence Imaging Analysis*	腕管综合征注射液解剖的容积效应——剪切波超声弹性成像和人工智能成像分析评价模型
		吴明贤	*Investigation of Pulse Waves and Channel Entries Produced in Healthy Subjects With Different Constitutions and Their Changes After Treated With Foods of Different Food Attributes*	不同属性食物对不同体质健康受试者的脉搏波和通道进入的影响及其变化的调查
		詹鼎正	*The Application of Smart Health Management System on Home-Care for Elderly Patients*	智能健康管理系统在老年人居家护理中的应用
3	山东大学（5）	李延青	*Quality Improvement Intervention in Colonoscopy Using Artificial Intelligence*	利用人工智能改善结肠镜检查质量
			Automatic Real-time Diagnosis of Gastric Mucosal Disease Using pCLE With Artificial Intelligence	利用人工智能的基于探针的共聚焦激光显微内镜检查（pCLE）对胃黏膜疾病进行自动实时诊断
			Automatic Classification of Colorectal Polyps Using Probe-based Endomicroscopy With Artificial Intelligence	利用人工智能的基于探针的内窥镜检查对结直肠息肉进行自动分类
			Artificial Intelligence for Early Diagnosis of Esophageal Squamous Cell Carcinoma	利用人工智能对食管鳞状细胞癌进行早期诊断
		左秀丽	*Development and Validation of a Deep Learning Algorithm for Bowel Preparation Quality Scoring*	用于肠道准备质量评分的深度学习算法的开发与验证
4	崔新伍（2）	崔新伍	*Application of Ultrasound Artificial Intelligence and Elastography in Differential Diagnosis of Breast Nodules*	超声人工智能与弹性成像在乳腺结节鉴别诊断中的应用
			Application of Ultrasound Artificial Intelligence and Elastography in Differential Diagnosis of Thyroid Nodules	超声人工智能和弹性成像在甲状腺结节鉴别诊断中的应用

续表

序号	申办者（注册数量/项）	责任人/联系人（单位）	临床试验题目	
			英文题目	中文题目
5	广州医科大学附属第一医院（2）	陈荣昌	Personalized Prediction Strategy for Acute Exacerbation of Chronic Obstructive Pulmonary Disease	慢性阻塞性肺疾病急性加重期的个性化预测策略
		何建行	Circulating Tumor DNA Methylation Test to Differentiate Benign and Malignant Pulmonary Nodules	良性和恶性肺结节的循环肿瘤DNA甲基化测试
6	国家心血管病中心（2）	—	Artificial Intelligence to Assess the Association Between Facial Characteristics and Coronary Artery Diseases	面部特征与冠状动脉疾病关联的人工智能评估
			A Case-control Study to Assess the Association Between Facial Characteristics and Coronary Artery Diseases	一项面部特征与冠状动脉疾病关系评估的病例对照研究
7	南方医科大学珠江医院（2）	—	Application of Watson for Oncology in Hepatocellular Carcinoma Surgery	Watson人工智能平台在肝细胞癌手术中的应用
		方驰华	The Evaluation of Surgical Decisions and Prognosis of the Radiomics and Watson Artificial Intelligence in Patients With Hepatocellular Carcinoma	放射学和Watson人工智能平台在肝细胞癌患者中的外科决策和预后评估
8	上海市第一人民医院（2）	汪枫桦	Comparison of Aurora Fundus Camera With Traditional Camera in Diabetic Retinopathy With Visual Artificial Intelligence	使用视觉人工智能对糖尿病视网膜病变中极光眼底照相机与传统照相机进行比较
		王海燕	Artificial Intelligence-assisted Glaucoma Screening（AIAGS）	人工智能辅助青光眼筛查（AIAGS）
9	上海市精神卫生中心（2）	蔡军	The Mid-term Effect of Repeated Transcranial Magnetic Stimulation on Schizophrenia	重复经颅磁刺激对精神分裂症的中期疗效
		江海峰	A Electronic System to Improve Recovery Outcomes in Patients With Drug Use Disorder	改善药物以来相关障碍患者康复结果的电子系统
10	上海市同济医院（2）	唐子惠（复旦大学附属华山医院）	Real-world Clinical Study and Medical Machine Intelligence Study for Traditional Chinese Internal Medicine by Using Medical Big Data and Artificial Intelligence Methods	基于医疗大数据和人工智能方法的中医内科真实世界临床研究及医疗器械智能研究
			The Risk Analysis for Diabetic Cardiovascular Autonomic Neuropathy in General Chinese Population	中国普通人群糖尿病心血管自主神经病变的风险分析
11	上海长海医院（2）	李兆申	National Colorectal Polyp Care for Diagnosis，Classification and Resection	国家大肠息肉的诊断、分类和切除护理
		于恩达	Adenoma Detection Rate Using AI System in China	中国人工智能系统的腺瘤检出率
12	台北医学大学（2）	李友专	Using Big Data and Deep Neural Network to Prevent Medication Errors	利用大数据和深度神经网络来预防用药错误

序号	申办者 （注册数量/项）	责任人/联系人 （单位）	临床试验题目	
			英文题目	中文题目
12	台北医学大学 （2）	李友专	*Teledermatology Solution Through Mobile Phone in Rural Mongolia*	蒙古农村地区基于手机的远程皮肤病学解决方案
13	香港理工大学 （2）	黄美玲	*Effectiveness of a Lifestyle Intervention Programme Using Mobile Application vs Booklet for Adult With Metabolic Syndrome*	针对代谢综合征成年患者的生活方式干预计划（移动应用程序 vs 小册子）的有效性研究
		张子熙	*Lower Knee Joint Loading by Real-time Biofeedback Stair Walking Rehabilitation for Patients With Medial Compartment Knee Osteoarthritis*	实时生物反馈楼梯步行康复术治疗膝关节内侧关节炎患者下膝关节负荷
14	长庚纪念医院 （2）	Mel S. Lee	*An Integrated Model of Intelligent Medical Service for Total Joint Replacement*	全关节置换智能医疗服务集成模型
		黄美涓	*LES_Cloud - Advanced Eldercare Technology and Creative Space*	LES_Cloud-先进的老年人护理技术和创意空间
15	阿斯利康（1）	徐金福（上海市肺科医院）	*Clinical Outcome of Corticosteroids in the Treatment of COPD Exacerbations in China（CONTAIN）*	皮质类固醇治疗中国 COPD 急性发作的临床结果（CONTAIN）
16	北京大学（1）	王海俊	*Childhood Obesity Intervention Study*	儿童肥胖干预研究
17	北京大学肿瘤医院（1）	孙应实	*Development of Artificial Intelligence System for Detection and Diagnosis of Breast Lesion Using Mammography*	乳腺 X 线摄影检测及诊断人工智能系统的研发
18	北京协和医院（1）	朱庆莉	*Application of Deep-learning and Ultrasound Elastography in Opportunistic Screening of Breast Cancer*	深度学习和超声弹性成像在乳腺癌机会性筛查中的应用
19	广东省人民医院（1）	钟诗龙	*Multi-omics Study of Clinical Endpoints in CHD*	冠心病临床终点的多组学研究
20	台湾成功大学医学院附设医院（1）	Ping-Yen Liu	*Application of Artificial Intelligence Deep Learning to the Correlation Between Cardiovascular Disease and Individualized Differences*	人工智能深度学习在心血管疾病与个体差异相关性研究中的应用
21	台北护理健康大学（1）	Hui-Chu Chiang	*Integrative Nursing Assessment on Hemodialysis Vascular Access*	血液透析血管通路的综合护理评估
22	华中科技大学同济医学院附属同济医院（1）	朱文珍	*Visual Study of Molecular Genotype in Glioma Evolution*	胶质瘤进展中分子基因型的可视化研究
23	匡铭（1）	匡铭（中山大学附属第一医院）	*Preoperative Prediction of Microvascular Invasion in Hepatocellular Carcinoma*	肝细胞癌微血管浸润的术前预测
24	李兆申（1）	李兆申（上海长海医院）	*Artificial Intelligence Identifying Polyps in Real-world Colonoscopy*	真实世界结肠镜检查中息肉的人工智能识别
25	梁馨苓（1）	梁馨苓（广东省人民医院）	*China Collaborative Study on Epidemiology of Acute Kidney Injury*	中国急性肾损伤流行病学合作研究

续表

序号	申办者 （注册数量/项）	责任人/联系人 （单位）	临床试验题目	
			英文题目	中文题目
26	青岛大学（1）	张晓春（青岛大学附属医院）	Clinical Concordance Study Between Watson for Oncology and Clinician Practice	Watson 肿瘤学与临床医师实践的临床一致性研究
27	上海交通大学医学院附属新华医院（1）	陶晔璇	Malnutrition in Chinese Hospitalized Patients and Optimizing the Usage of Nutritional Screening Tools	中国住院患者营养不良与营养筛查工具使用的优化
28	上海市第十人民医院（1）	徐亚伟	Automatic Diagnosis of ST-segment Elevated Myocardial Infarction by Artificial Intelligence-based Electrocardiographic System：The ALERT-Pilot Study	基于人工智能的心电图系统对 ST 段抬高型心肌梗死的自动诊断：预警研究
29	深圳市第二人民医院（1）	牟丽莎	Real-world Diagnostic Effectiveness of Artificial Intelligence Algorithm in Diabetic Retinopathy Screening	人工智能算法在糖尿病视网膜病变筛查中的实际诊断效果
30	深圳市思贝莱特有限公司（1）	林晓峰（中山大学中山眼科中心）	A Multi-center Study on the Artificial Intelligence Enabled Diabetic Retinopathy Screening Based on Fundus Images	基于眼底图像的糖尿病视网膜病变人工智能筛查的多中心研究
31	台北荣民总医院（1）	—	Neurologic Signatures of Chronic Pain Disorders	慢性疼痛障碍的神经系统特征研究
32	温州医科大学（1）	郑明华（温州医科大学附属第一医院）	Study of the Model to Predict 3-month Mortality Risk of Acute-on-chronic Hepatitis B Liver Failure	急慢性乙型肝炎肝衰竭患者3个月死亡风险预测模型研究
33	温州医科大学附属第二医院（1）	Jianhua Yan	PET/CT Based Radiomics for Lung Cancer（PERL）	基于 PET/CT 的肺癌放射性组学（PERL）
34	武汉亚洲心脏病医院（1）	张李涛	Artificial Intelligence-based Social Software Management Model to Improve Warfarin Anticoagulation Therapy	基于人工智能的社交软件管理模型改善华法林抗凝治疗
35	西安电子科技大学（1）	秦伟	Multiparametric Diagnostic Model of Thick-section Clinical-quality MRI Data in Detecting Migraine Without Aura	厚切片临床质量 MRI 数据多参数诊断模型用于检测无先兆偏头痛
36	香港中文大学（1）	汤启宇	CUHK Jockey Club Tech-Based Stroke Rehabilitation Programme for Elderly Centre - Interactive Exoskeleton Ankle Robot	香港中文大学赛马会基于技术的老年人中风康复计划——交互式外骨骼踝关节机器人
37	亚东纪念医院（1）	Ping-huai Wang	Analyze Sleep Stages by Portable ECG Device	利用便携式设备 ECG 进行睡眠阶段分析
38	中南大学湘雅三医院（1）	桂嵘	Establishment of AI Prediction Model of Blood Transfusion Management in Patients With Mitral Valve Replacement	二尖瓣置换术患者输血管理 AI 预测模型的建立

数据来源：ClinicalTrials.gov，检索时间是 2019 年 5 月 8 日

注：—表示 Clinical Trials. gov 中该项临床试验的注册内容无相关信息

附录三 相关机构中英文名称对照表

序号	中文名称	英文名称	缩写
1	IBM 公司	International Business Machines Corporation	IBM
2	阿尔伯塔大学	University of Alberta	
3	阿米提大学	Amity University	
4	安那大学	Anna University	
5	奥胡斯大学	University of Aarhus	
6	北京大学	Peking University	
7	北京大学肿瘤医院	Beijing Cancer Hospital	
8	北京工业大学	Beijing University of Technology	
9	北京航空航天大学	Beihang University	
10	北京协和医院	Peking Union Medical College Hospital	
11	北卡罗来纳大学	University of North Carolina	
12	宾夕法尼亚大学	University of Pennsylvania	
13	宾夕法尼亚联邦高等教育系统	Pennsylvania State System of Higher Education	
14	波士顿儿童医院	Boston Children's Hospital	
15	波士顿科学公司	Boston Scientific Corporation	
16	布列根和妇女医院	Brigham and Women's Hospital	
17	长庚纪念医院	Chang Gung Memorial Hospital	
18	得克萨斯大学	University of Texas	
19	德克萨斯大学 MD 安德森癌症中心	University of TX MD Anderson CAN CTR	
20	电子科技大学	University of Electronic Science and Technology of China	
21	东北大学	Northeastern University	
22	东芝公司	Toshiba	
23	杜克大学	Duke University	
24	法国国家健康与医学研究院	Institut National de la Sante et de la Recherche Medicale	INSERM
25	法国国家科研中心	Centre national de la recherche scientifique	CNRS
26	飞利浦公司	Philips N.V.	

续表

序号	中文名称	英文名称	缩写
27	佛罗里达州立大学	State University System of Florida	
28	弗吉尼亚大学	University of Virginia	
29	弗雷德·哈钦森癌症研究中心	Fred Hutchinson Cancer Research Center	
30	复旦大学	Fudan University	
31	富士公司	Fujifilm Corporation	
32	改造印度国家研究院	The National Institution for Transforming India	NITI Aayog
33	哥伦比亚大学	Columbia University	
34	葛兰素史克公司	GlaxoSmithKline plc.	GSK
35	广东省人民医院	Guangdong Provincial People's Hospital	
36	广州医科大学附属第一医院	The First Affiliated Hospital of Guangzhou Medical University	
37	国际临床试验注册平台	International Clinical Trials Registry Platform	ICTRP
38	国际医学期刊编辑委员会	International Committee of Medical Journal Editors	ICMJE
39	国家心血管病中心	National Center for Cardiovascular Diseases	
40	台北护理健康大学	Taipei University of Nursing and Health Sciences	
41	台湾大学医学院附设医院	Taiwan University Hospital	
42	哈尔滨工业大学	Harbin Institute of Technology	
43	哈佛大学	Harvard University	
44	韩国科学技术院	Korea Advanced Institute of Science and Technology	
45	华南理工大学	The South China University of Technology	
46	华盛顿大学	University of Washington	
47	华盛顿大学医学院	Washington University School of Medicine	
48	华中科技大学	Huazhong University of Science and Technology	
49	华中科技大学同济医学院附属同济医院	Tongji Hospital Tongji Medical College of HUST	
50	辉瑞公司	Pfizer	
51	吉林大学	Jilin University	
52	加州大学	University of California	
53	加州大学旧金山分校	University of California, San Francisco	
54	佳能公司	Canon	
55	贾达普大学	Jadavpur University	
56	柯比研究所	Kirby Institute	

续表

序号	中文名称	英文名称	缩写
57	科罗拉多大学丹佛分校	University of Colorado Denver	
58	克利夫兰医学中心	Cleveland Clinic Lerner	
59	利物浦大学	University of Liverpool	
60	伦敦大学	University of London	
61	罗德岛妇婴医院	Women and Infants Hospital of Rhode Island	
62	罗德岛医院	Rhode Island Hospital	
63	罗格斯大学	Rutgers University	
64	罗氏公司	Roche	
65	麻省理工学院	Massachusetts Institute of Technology	
66	麻省总医院	Massachusetts General Hospital	
67	马尼帕尔大学	Manipal University	
68	马赛圣约瑟夫医院	Hospital St. Joseph，Marseille	
69	麦吉尔大学健康中心	McGill University Health Center	
70	梅奥诊所	Mayo Clinic	
71	美敦力公司	Medtronic	
72	美国国立癌症研究所	National Cancer Institute	NCI
73	美国国立促进转化科学中心	National Center for Advancing Translational Sciences	NCATS
74	美国国立儿童健康与人类发育研究所	National Institute of Child Health and Human Development	NICHD
75	美国国立耳聋与其他交流障碍性疾病研究所	National Institute on Deafness and Other Communication Disorders	NIDCD
76	美国国立关节肌肉骨骼及皮肤病研究所	National Institute of Arthritis and Musculoskeletal and Skin Diseases	NIAMS
77	美国国立过敏和传染病研究所	National Institute of Allergy and Infectious Diseases	NIAID
78	美国国立护理医学研究所	National Institute of Nursing Research	NINR
79	美国国立环境卫生研究所	National Institute of Environmental Health Sciences	NIEHS
80	美国国立精神卫生研究所	National Institute of Mental Health	NIMH
81	美国国立酒精滥用与中毒研究所	National Institute on Alcohol Abuse and Alcoholism	NIAAA
82	美国国立口腔与颅面研究所	National Institute of Dental and Craniofacial Research	NIDCR
83	美国国立老化研究所	National Institute of Aging	NIA
84	美国国立人类基因组研究所	National Human Genome Research Institute	NHGRI
85	美国国立神经病学与中风研究所	National Institute of Neurological Disorders and Stroke	NINDS

序号	中文名称	英文名称	缩写
86	美国国立生物医学影像学与生物工程学研究所	National Institute for Biomedical Imaging and Bioengineering	NIBIB
87	美国国立糖尿病消化与肾病研究所	National Institute of Diabetes and Digestive and Kidney Diseases	NIDDK
88	美国国立卫生研究院	National Institutes of Health	NIH
89	美国国立心、肺、血液病研究所	National Heart, Lung, and Blood Institute	NHLBI
90	美国国立研究资源中心	National Center for Research Resources	NCRR
91	美国国立眼科研究所	National Eye Institute	NEI
92	美国国立药物滥用研究所	National Institute on Drug Abuse	NIDA
93	美国国立医学图书馆	National Library of Medicine	NLM
94	美国国立综合医学研究所	National institute of general medical sciences	NIGMS
95	美国食品药品监督管理局	Food and Drug Administration	FDA
96	美国退伍军人事务部	United States Department of Veterans Affairs	VA
97	美国卫生与公共服务部	United States Department of Health and Human Services	HHS
98	蒙彼利埃大学医院	University Hospital, Montpellier	
99	密歇根大学	University of Michigan	
100	南方医科大学珠江医院	Zhujiang Hospital	
101	纽约大学医学院	New York University School of Medicine	
102	纽约州立精神病学中心	New York State Psychiatric Institute	
103	匹兹堡大学	University of Pittsburgh	
104	浦那工程学院	College of Engineering Pune	
105	清华大学	Tsinghua University	
106	日立公司	Hitachi	
107	三星电子公司	Samsung	
108	山东大学	Shandong University	
109	上海交通大学	Shanghai Jiao Tong University	
110	上海交通大学医学院附属新华医院	Xin Hua Hospital Affiliated to Shanghai Jiao Tong University School of Medicine	
111	上海市第十人民医院	Shanghai Tenth People's Hospital	
112	上海市第一人民医院	Shanghai General Hospital	
113	上海市精神卫生中心	Shanghai Mental Health Center	
114	上海市同济医院	Tongji Hospital of Tongji University	

序号	中文名称	英文名称	缩写
115	上海长海医院	Changhai Hospital	
116	深圳市第二人民医院	Shenzhen Second People's Hospital	
117	首都医科大学	Capital Medical university	
118	首尔国立大学医院	Seoul National University Hospital	
119	斯隆-凯特琳癌症中心	Sloan-Kettering Institute for Cancer Research	
120	斯坦福大学	Stanford University	
121	四川大学	Sichuan University	
122	台北荣民总医院	Taipei Veterans General Hospital	
123	台北医学大学	Taipei Medical University	
124	台湾成功大学医学院附设医院	Cheng-Kung University Hospital	
125	通用电气公司	General Electric Company	GE
126	威尔士大学医院	University Hospital of Wales	
127	威斯康星大学	University of Wisconsin	
128	韦洛尔科技大学	Vellore Institute of Technology	
129	温州医科大学	Wenzhou Medical University	
130	温州医科大学附属第二医院	Second Affiliated Hospital of Wenzhou Medical University	
131	武汉亚洲心脏病医院	Wuhan Asia Heart Hospital	
132	西安电子科技大学	Xidian University	
133	西安电子科技大学	Xidian University	
134	西北大学	Northwestern University	
135	西达赛奈医疗中心	Cedars-Sinai Medical Center	
136	西门子公司	Siemens	
137	香港理工大学	The Hong Kong Polytechnic University	
138	香港中文大学	Chinese University of Hong Kong	
139	亚东纪念医院	Far Eastern Memorial Hospital	
140	印度科学与工业研究委员会	Council of Scientific Industrial Research	
141	印度理工学院	Indian Institute of Technology System	
142	印度统计研究所	India Statistical Institute	
143	约翰斯·霍普金斯大学	Johns Hopkins University	
144	浙江大学	Zhejiang University	
145	中国国家药品监督管理局	National Medical Products Administration	NMPA

序号	中文名称	英文名称	缩写
146	中国国家药品监督管理局医疗器械技术审批中心	Center for Medical Device Evaluation. NMPA	CMDE
147	中国科学院	Chinese Academy of Sciences	
148	中国食品药品检定研究院	National Institutes for Food and Drug Control	NIFDC
149	中南大学湘雅三医院	The Third Xiangya Hospital of Central South University	
150	中山大学	Sun Yat-sen University	